生理・生化学実験
〔第四版〕

東京聖栄大学	阿左美章治
仁愛女子短期大学	池田涼子
聖徳大学短期大学部	佐藤七枝
服部栄養専門学校	台蔵昌子
仁愛女子短期大学	谷　政八
明和学園短期大学	武藤政美

地人書館

第四版の序にかえて

　本実験書は大学，短期大学，専門学校の栄養士養成カリキュラムにおける解剖生理学実験および生化学実験のテキストとして昭和62年に初版，平成11年および平成15年に改訂新版として出版された『生理・生化学実験』をさらに改訂し編集されたものである．

　栄養学は食物の持つ機能性成分と生体との相互作用を究明することを基本とし，人間の健康の保持・増進を目的とする学問であることから，その理解には基礎科目である解剖生理学や生化学の基本的知識の習得が必須である．したがって，解剖生理学実験では人体の形態と機能を把握するために小動物の解剖のほかに，栄養素や生体構成成分の機能に関する実験および栄養状態の評価と判定を行い，生化学実験では生体構成成分を試料に化学的な側面から栄養素の消化・吸収と代謝を把握し栄養学の理解を深めることが望まれる．また，これらの実験からは臨床栄養，栄養管理に関係する栄養素と疾病との因果関係についても理解することが必要である．このことは平成14年に栄養士法が一部改正により管理栄養士・栄養士養成の新しいコアカリキュラムにおいても重点がおかれている．また，国民の健康状態の変化にともなう「食事摂取基準－2005－」の内容に示されるような栄養士や管理栄養士をはじめとする，パラメディカル各分野の人びとにおいてもその重要性がますます増し，しっかりとした化学的知識に基づき，生化学的検査結果を判断できるようなことが求められている．そこでこれらの点を十分に考慮し，特に栄養という生命現象に関係が深く栄養学，生化学を学ぶものに必要であろうと思われる実験項目を中心に取り上げ役立つように構成されている．

　それぞれの実験方法は，従来から行われている技術的に普遍性の高い事項を主に記述した．また，最近の分析技術の進歩にともなう機器を用いる迅速で精度の高い分析方法も取り入れた．さらに，実験計画をたてる上で必要な事項や得られた実験結果を容易に理解し，的確に判断できるように付表なども加えた．

　なお，本書について不備な点があればご教示を頂き，加筆，訂正によってよりよきものにしていきたいと考えている．また，度々の改訂出版にあたっては㈱地人書館　上條　宰氏に多大なご尽力を頂いた．ここに厚くお礼申し上げる．

平成19年1月

執筆者を代表して

谷　　政　八

目　　次

1 　生体成分 ··· 1
　1.1 　糖　　質 ·· 1
　　　1.1.1 　糖質の定性反応とその特徴 ··· 1
　　　1.1.2 　単糖類，二糖類のペーパークロマトグラフィー ····················· 4
　　　1.1.3 　グリコーゲンの分離・定量 ··· 5
　1.2 　タンパク質・アミノ酸 ·· 8
　　　1.2.1 　タンパク質の凝固沈殿反応 ··· 9
　　　1.2.2 　タンパク質の定性反応とその特徴 ······································ 10
　　　1.2.3 　アミノ酸のペーパークロマトグラフィー ···························· 13
　　　1.2.4 　タンパク質の分離・定量 ·· 14
　1.3 　脂　　質 ·· 18
　　　1.3.1 　脂質の定性反応とその特徴 ··· 18
　　　1.3.2 　総脂質の薄層クロマトグラフィー ······································ 20
　1.4 　ビタミン ·· 22
　　　1.4.1 　ビタミンAの定性 ··· 22
　　　1.4.2 　ビタミンDの定性 ··· 23
　　　1.4.3 　ビタミンEの定性 ··· 24
　　　1.4.4 　ビタミンB_1の定性および定量 ·· 24
　　　1.4.5 　ビタミンB_2の定性および定量 ·· 28
　　　1.4.6 　補酵素型B_2の分離 ·· 30
　　　1.4.7 　ビタミンCの定量 ··· 31
　1.5 　無 機 質 ·· 33
　　　1.5.1 　ナトリウム・カリウム ·· 33
　　　1.5.2 　カルシウム・リン・鉄 ·· 34
　　　1.5.3 　原子吸光法によるカルシウム，マグネシウムの測定 ············· 38
　1.6 　核　　酸 ·· 40
　　　1.6.1 　DNA，RNA の分離・定量 ··· 40
　　　1.6.2 　核酸の紫外部吸収と変性　純度検定、融解温度 ··················· 42

2 　酵　　　素 ·· 44
　2.1 　pHと緩衝液 ·· 44
　2.2 　酵素作用の一般的性質 ·· 45
　　　2.2.1 　至適 pH ·· 46

  2.2.2 至適温度··46
  2.2.3 酵素量と基質濃度····································47
  2.2.4 ミカエリス定数······································48
  2.2.5 アルカリホスファターゼ活性の測定············49
  2.2.6 トリプシン阻害反応································52

3 消化と吸収··53

 3.1.1 アミラーゼ··53
 3.1.2 プロテアーゼ··54
 3.1.3 リパーゼ··56
 3.1.4 腸管からのキシロースの吸収····················58

4 動物の解剖··60

 4.1 動物実験··60
  4.1.1 動物実験··60
  4.1.2 白ネズミについて····································60
  4.1.3 飼育管理方法··62
  4.1.4 白ネズミの解剖··65
  4.1.5 飼料の栄養評価··69

5 血   液··75

 5.1 血液成分··75
  5.1.1 血液比重··75
  5.1.2 血球数の測定··77
  5.1.3 ヘマトクリット値の測定··························80
  5.1.4 ヘモグロビンの測定································80
  5.1.5 血液学的指数の算出································82
  5.1.6 血液型の判定··82
 5.2 糖 質··84
  5.2.1 血糖値の測定··84
  5.2.2 耐糖能試験（糖負荷試験法）····················85
 5.3 脂 質··86
  5.3.1 コレステロール··86
  5.3.2 トリグリセライド····································89
  5.3.3 チオバルビツール酸反応と過酸化脂質の測定········90
 5.4 タンパク質··91

            5.4.1 総タンパク質，アルブミン・グロブリン比（A/G）……………91
            5.4.2 タンパク質の電気泳動……………………………………… 92
    5.5 酵　　　素　94
            5.5.1 血清トランスアミナーゼ（GOT, GPT）………………… 94
            5.5.2 LDH，ALPの測定……………………………………………97

6 尿 の 実 験 …………………………………………………………………99
        6.1.1 尿に関する基礎知識………………………………………… 99
        6.1.2 正常成分と検査法……………………………………………101
        6.1.3 異常成分と検査法……………………………………………105
        6.1.4 クレアチニン・クリアランス………………………………109
        6.1.5 先天性代謝異常のスクリーニング…………………………111

7 代謝とホルモン ……………………………………………………………113
        7.1.1 解糖作用－グルコースからピルビン酸の生成………………113
        7.1.2 酸化反応と電子伝達系………………………………………115
        7.1.3 ビタミンC負荷試験（尿中ビタミンC排泄量の測定）………116

8 呼吸とエネルギー代謝 ……………………………………………………120
    8.1 食事摂取基準量の算定……………………………………………120
        8.1.1 性別・年齢別基礎代謝基準値による算定方法………………120
        8.1.2 エネルギー消費量の求め方…………………………………122
        8.1.3 生活時間調査よりの算定……………………………………125

9 栄養の評価と判定…………………………………………………………130
    9.1 ヒトの栄養状態の判定……………………………………………130
        9.1.1 身体計測………………………………………………………130
        9.1.2 その他の測定…………………………………………………133
        9.1.3 食事調査………………………………………………………136
        9.1.4 生理・生化学的方法…………………………………………138

付　　表 ………………………………………………………………………139

    1．F分布表……………………………………………………………139
    2．尿の化学的平均組成………………………………………………140
    3．尿沈渣成分の平均的組成 …………………………………………144
    4．血液・血漿（血清）の化学的平均組成…………………………145

5．体表面積算出表 …………………………………………152
　　6．基礎代謝表 ………………………………………………153
　　7．ATPS→STPDへの換算係数表 …………………………154

ヘルシンキ宣言 ……………………………………………………………155
　研究機関等における動物実験等の実施に関する基本指針 ………158

索　　引 ……………………………………………………………………161

1 生体成分

1.1 糖　　質

　糖質は重合度により単糖類，少糖類，多糖類に分けられる．またそれらの個々の糖は構造，性質などが異なる．

　糖質の定性反応には糖質全体に共通の反応，炭素数の違いによるヘキソース（六炭糖），ペントース（五炭糖）に特有の反応，また，還元性の相違による反応，官能基の違いによるアルドース，ケトースの判別反応などがある．

1.1.1　糖質の定性反応とその特徴

（A）　ヨウ素反応

【原　理】　デンプンやグリコーゲンは，酸・酵素によって分解が進むにつれ，反応色が青 ⟶ 紫 ⟶ 黄 ⟶ 無色に変化する．

【試　薬】　①　ヨウ素溶液：　ヨウ素（I_2）5gとヨウ化カリウム（KI）10gを水に溶かして200mlにする．

【操　作】

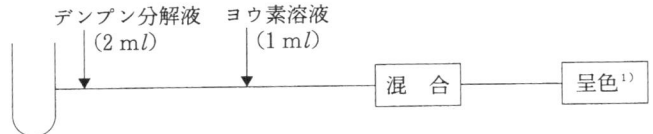

注意　1）呈色液にメチルアルコールを数滴加えると無色に変化して元にもどる．

（B）　モーリッシュ（Molisch）反応

【原　理】　糖類が濃硫酸によってフルフラール誘導体となり，これがα-ナフトールと結合して赤紫色色素を生成する糖質全体の呈色反応である．

【試　薬】　①　5% α-ナフトール・エチルアルコール溶液
　　　　　　②　濃硫酸

【操 作】

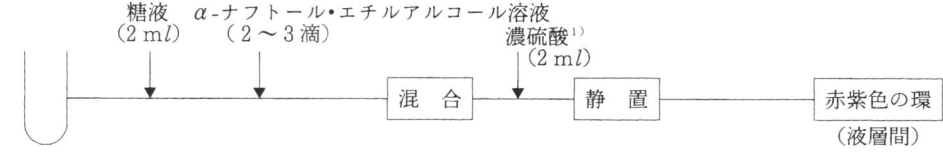

注意 1) 試験管壁に沿って濃硫酸を静かに流し込む.

$$C_6H_{12}O_6 \xrightarrow[-3H_2O]{濃硫酸} \text{HOH}_2C\underset{\text{オキシメチル}\\\text{フルフラール}}{\overset{HC=CH}{\underset{O}{C\quad C}}}CHO + \underset{\alpha\text{-ナフトール}}{\text{(α-ナフトール)}} \longrightarrow \text{(赤紫色生成物)}$$

(C) フェーリング (Fehling) 反応

【原 理】 還元糖が二価の銅イオンを還元して，黄色または赤褐色の酸化第一銅（亜酸化銅）の沈殿を生じる反応である.

【試 薬】 ① フェーリングA液： 硫酸銅（$CuSO_4 \cdot 5H_2O$）69.28 g を水に溶かして 1L にする.

② フェーリングB液： 酒石酸カリウム・ナトリウム（ロッシェル塩）346 g と水酸化ナトリウム 100 g を水に溶かして 1L にする.

【操 作】

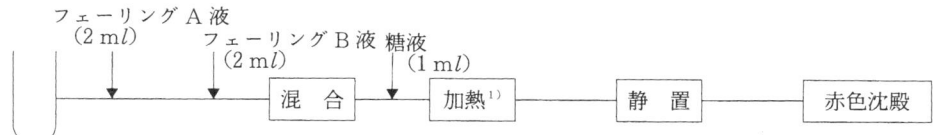

注意 1) 5分間沸騰水浴中で行う.

$$\left.\begin{array}{l}CuSO_4\\CH(OH)COONa + NaOH\\CH(OH)COOK\end{array}\right\} Cu\underset{\diagdown OCH-COONa}{\diagup OCH-COONa} + H_2O \longrightarrow Cu(OH)_2$$

$$2Cu(OH)_2 + R-CHO \longrightarrow \underset{\text{酸化第一銅}}{Cu_2O} + 2H_2O$$

(D) バーフォード (Barföd) 反応

【原　理】　弱酸性溶液中で二価の銅イオンを還元して酸化第一銅の沈殿を生じる反応である．還元して Cu_2O にする力は還元性二糖類に比べて単糖類の方が強いので，短時間で反応する．

【試　薬】　バーフォード試薬：酢酸銅〔$Cu(CH_3COO)_2 \cdot H_2O$〕13.3 g を 200 ml の水に溶かし，氷酢酸 1.3 ml を加え調製する．

【操　作】

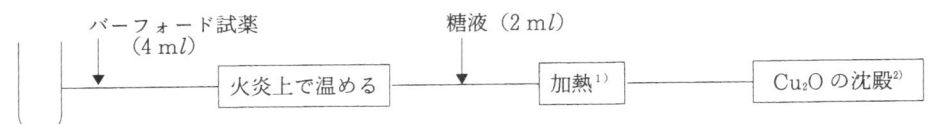

注意　1) 沸騰水浴中で行う．（長時間加熱すると二糖類も加水分解され容易に還元される．）
　　　2) 単糖類と二糖類による Cu_2O が生成するまでの時間を観察する．（5分，15分で比較）

(E) セリバノフ (Selivanov's) 反応

【原　理】　ケトースおよびケトースを含む二糖類は塩酸によってオキシメチルフルフラールとなり，この物質は酸性下でレゾルシンと反応して赤色の沈殿となるので，アルドースと区別することができる．

【試　薬】　セリバノフ試薬：レゾルシン 0.05 g を 4 N 塩酸 100 ml に溶かして調製する．

【操　作】

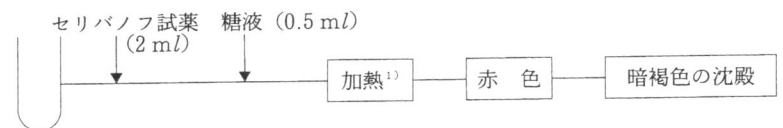

注意　1) 沸騰水浴中で10〜15分間行う．

(F) スカトール (Skatole) 反応

【原　理】　六炭糖および六炭糖を含む多糖類は濃塩酸と反応し，オルガオキシメチルフルフラールを生成し，さらにスカトールと反応して紫色色素を生じる反応である．

(G) オルシノール (Orcinol) 反応

【原　理】　五炭糖に無機酸を加えて加熱すると，フルフラールを生成し，これが芳香族アルコールと縮合して赤青色色素を生じる反応である．

(H) オサゾン (Osazone) 試験

【原　理】　還元糖中のカルボニル基は，フェニルヒドラジンと縮合反応して黄色のオサゾンを生成する．この結晶形および融点により，糖を判別することができる．

1.1.2　単糖類，二糖類のペーパークロマトグラフィー

ペーパークロマトグラフィーは，ごく少量の試料で多種類の物質の定性分析を簡単にできる．多糖類の加水分解物のように多量の糖類を含むときは，あらかじめ試料をイオン交換樹脂で処理する．ただし，ウロン酸，アミノ糖などを含む場合はイオン交換樹脂を使用できない．

(A) 展開用溶媒

ⅰ）n-ブタノール・酢酸・水：　容量比 4：1：5 の割合で分液漏斗に入れてよく振って静置し上層をとる．なお，完全に 2 相をなすときは水の少ない方を用いる．

ⅱ）n-ブタノール・ピリジン・水：　容量比 6：4：5 の割合で混合する．

(B) 展　開

糖の分離同定には二次元展開はあまり用いられず，一次元展開が主である．分離が不良のときは，一度展開し乾燥させてからさらに同じ溶媒で展開を行う．

ⅰ）2×40 cm の東洋濾紙 No. 50 にその一端から 5 cm の場所に鉛筆で原線を引く．

ⅱ）内径 1 mm 以下の毛細管に試料溶液を吸い上げ，余分な液を沪紙で吸い取ったのち，その原線上の一点にあてて試料溶液を沪紙に浸み込ませ，直径 5 mm 以内の斑点スポットを作らせる．

ⅲ）スポットの溶媒が十分乾いたならば，その沪紙を密閉して展開用溶媒を入れたシリンダーの中につるして，長時間放置したのち下端 1 cm ぐらいを溶媒に浸して毛細管現象で溶媒を上昇させる．

(C) 検　出

溶媒が沪紙の上端近くまで浸みこんだときにこれを取り出し，下記のような呈色試薬を噴霧し，自然乾燥後，それぞれの条件の温度で乾燥器に入れて数分間加熱すると発色する．

<発　色　剤>　① アンモニア性硝酸銀溶液：　0.1 M 硝酸銀溶液と 5 M アンモニア水を同量混合する．噴霧後 100～110 ℃ で 5～10 分間加熱すると褐色に呈色する．

② アニリンハイドロゲンフタレイト試薬：　アニリン 0.93 g，フタル酸 1.66 g を水飽和ブタノール 100 ml に溶かす．噴霧後 105 ℃ 以上で 5～10 分間加熱すると還元糖は赤褐色ないし黒褐色に呈色する．

③ アルカリ性過マンガン酸カリウム：　炭酸ナトリウムを 2 % 含む 1 % の過マンガン酸カリウム水溶液である．紫または褐色の地に黄色のスポットを生じるが，すぐ変色して褐色の地に灰色のスポットとなる．

④ ベンジジン： ベンジジン 0.5 g，氷酢酸 200 ml，無水エタノール 80 ml を混合したもの．糖は褐色のスポットとして検出される．

⑤ レゾルシノール試薬： レゾルシノール 0.5 g，50% トリクロル酢酸 20 ml，エタノール 80 ml を混合する．

(D) R_f 値 (*Rate of flow*)

試料を沪紙の一点 O（原点）につけて展開し，展開剤の浸透した先端が原点から A の距離に達したとき物質が B だけ移動したとすると，$\frac{B}{A}$ の値は同一展開剤ならば常に一定値を示す（他の条件一定）．

この値を R_f 値とよぶ．

$$R_f = \frac{B}{A} = \frac{展開にともなう溶質の移動距離}{展開溶媒の移動距離}$$

(E) 物質の同定

展開条件が厳密に一定であることはきわめてまれである．そのため，その物質の R_f 値が少しずつ異なることがあるので，R_f 値だけから物質を同定するのは危険である．

そこで，試料のスポットと並べて既知物質の溶液のスポットを同じ沪紙の原点にいくつかつけ[*1]，それを同時に展開して試料と等しい R_f 値を示した物質を，同定する方法をとる[*2]．

(F) 各種単糖類・二糖類の R_f 値

表 1.1 に 2 種類の展開溶媒に関する R_f 値を表示した．

表 1.1 糖類の R_f 値

溶 媒 糖	n-ブタノール：酢酸：水 (4：1：5)	n-ブタノール：ピリジン：水 (6：4：5)
D-グルコース	0.18	0.35
D-ガラクトース	0.16	0.31
D-マンノース	0.20	0.41
D-ソルボース	0.20	—
D-フラクトース	0.23	0.40
D-キシロース	0.28	0.47
D-アラビノース	0.21	0.14 (L)
D-リボース	0.31	—
L-ラムノース	0.37	—
乳　　糖	0.09	0.18
麦芽糖	0.11	0.25
ショ糖	0.14	—

1.1.3 グリコーゲンの分離・定量

グリコーゲンは，動物の肝臓と筋肉に大量に含まれる貯蔵多糖類である．その機能はグルコー

---

*1 少なくとも一つのスポットは試料のスポットに重ねて展開する．
*2 1 種類の展開溶媒による展開のみで同定することは誤った結果を招く場合がある．

スの貯蔵にあり，必要に応じてグリコーゲンからグルコースを生成する．肝臓はグリコーゲンの貯蔵能が最も大きく，肝臓の湿重量の8％，筋肉では1～2％の含有量に達する．

【原　理】　組織試料中のグリコーゲンは強アルカリとともに加熱することにより，組織から抽出できる．これにアルコールを加えるとグリコーゲンが沈殿する．塩酸を加えて加水分解し，生成した還元糖を定量する．グルコース量に0.9を乗じてグリコーゲン量とする．

還元糖の定量には，数多くの定量法がある．ここではソモギー・ネルソン法（Somogyi・Nelson法）で測定する．これは，還元糖の濃度に比例して還元される銅試薬を用いて，生じた亜酸化銅をモリブデン酸塩と反応させ，生じたモリブデンブルーを比色する方法である．

【試　薬】　① 40％水酸化カリウム溶液
② 95％メチルアルコール
③ 66％メチルアルコール
④ 25％塩酸溶液
⑤ 10％水酸化ナトリウム溶液
⑥ 0.3 M 水酸化バリウム溶液：　水酸化バリウム4.7gをあらかじめ炭酸ガスを除いた温水に加え，2～3分間煮沸したのち冷却して100 mlにする[*1]．
⑦ 5％硫酸亜鉛溶液
⑧ ソモギー試薬（アルカリ性銅溶液）：　無水炭酸ナトリウム12g，酒石酸カリウムナトリウム6gを150 mlの水に溶かす．これにあらかじめ2gの硫酸銅を50 mlの水に溶かしたものを加え，この液に炭酸水素ナトリウム8gを加えて溶かす．一方，無水硫酸ナトリウム90gを水200 mlに溶かし，上述の液と混ぜ，水を加えて500 mlにする（褐色瓶に入れ常温で保存する）．
⑨ ネルソン試薬：　モリブデン酸アンモニウム25gを450 mlの水に溶かし，これに濃硫酸21 mlを徐々に加え，さらにヒ酸水素二ナトリウム3gを25 mlの水に溶かした液を加える（褐色瓶に入れ1～2日放置する[*2]）．
⑩ グルコース標準溶液：　グルコース結晶（特級）1.000 gを0.25％安息香酸水溶液[*3]に溶かして100 mlとする．使用時に水で希釈してグルコース標準溶液にする（原液は氷室に保存する）．

[*1] 炭酸ガスの吸収を防ぐためにソーダ石灰管をつけて保存する．
[*2] 黄色を呈する．
[*3] 長期間保存のために用いる．

1.1 糖質　7

【操　作】　① 組織試料の調製（分離・加水分解）

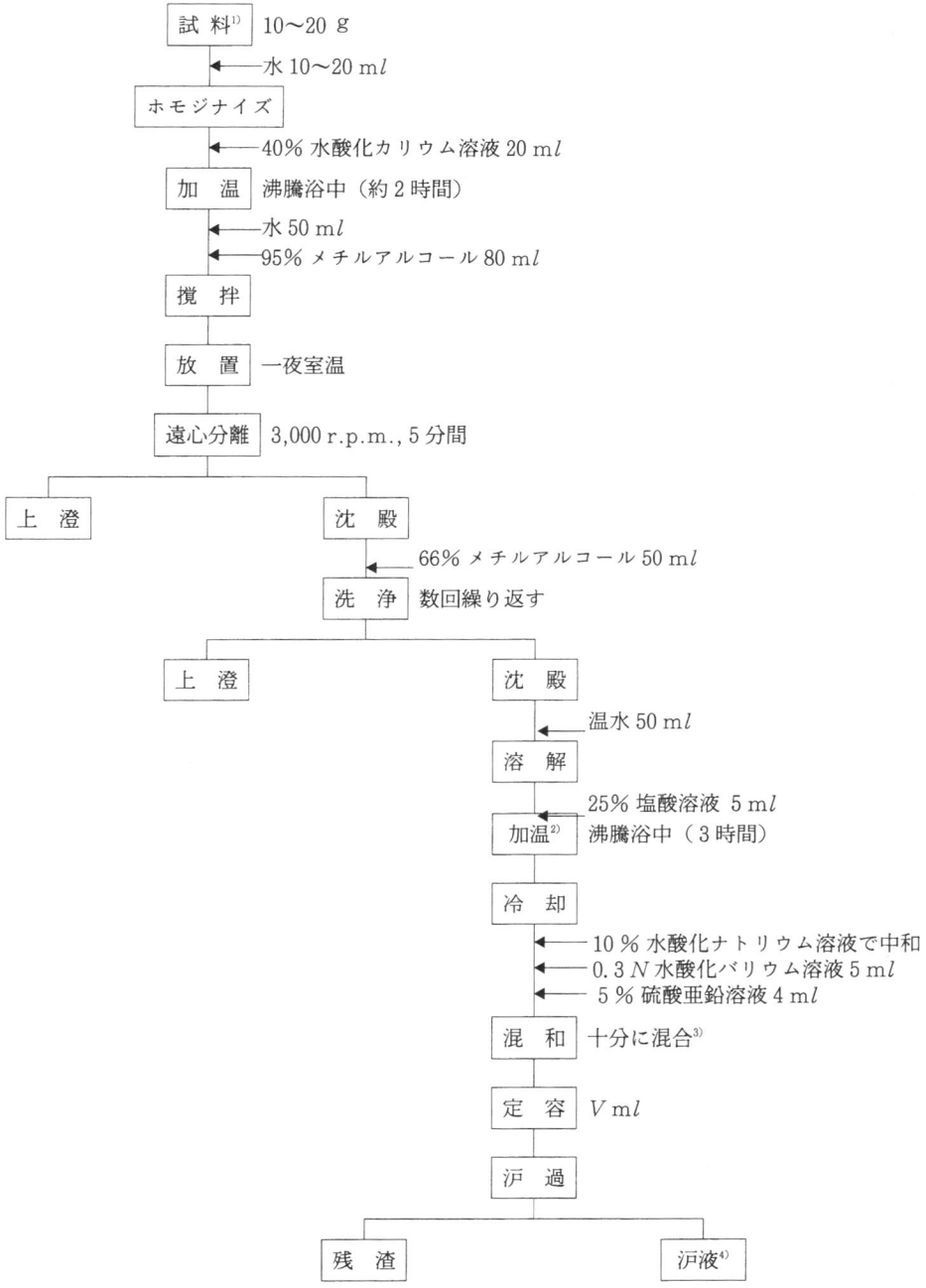

|注意| 1) 肝臓を使用する.
2) 逆流冷却管をつけるか，長さ1mのガラス管を付けたコルク栓をする.
3) タンパク質が凝固・沈殿する.
4) 酸処理によって還元糖（グルコース）となる.
 $(C_6H_{10}O_5)_n$（グリコーゲン）$+ (n-1)H_2O \longrightarrow nC_6H_{12}O_6$

② 発色，定量

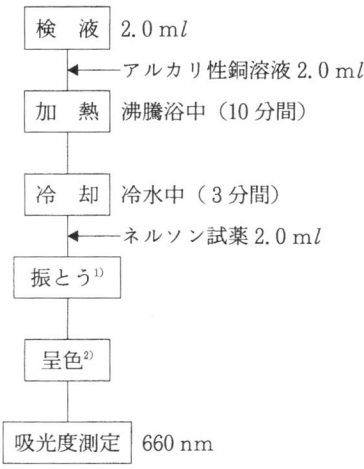

[注意] 1) 生成した酸化第一銅を溶解させる．
2) 青色を呈し，同時に炭酸ガスが発生する．

【検量線の作成】 検量線は，標準グルコース溶液 0〜50 mg の各段階の濃度を ② と同様の操作で呈色させ，その吸光度を同じ条件で測定して作成する．

【計　算】 検量線から求めた検液中のグルコース濃度を a mg とすれば，次の計算式で組織 100 g 中のグリコーゲン量を算出する．

$$\text{グリコーゲン含量 (mg/100 g)} = a \times \frac{V}{A} \times \frac{1}{S} \times 0.9 \times 100$$

a ：検量線から求めたグルコース濃度（mg）
V ：検液の全容量（ml）
A ：発色に用いた検液量（ml）
S ：組織試料採取量（g）
0.9：グリコーゲン換算係数*

1.2　タンパク質・アミノ酸

タンパク質は動植物体を構成している細胞の主要な成分であるばかりでなく，生物が生命を維持していくのに最も重要な物質の一つである．

タンパク質の構成はアミノ酸からなり，これらはすべて α-アミノ酸である．アミノ酸とは分子内にアミノ基（$-NH_2$）とカルボキシル基（$-COOH$）をもつ化合物の総称である．それらのアミノ酸はペプチド（peptide）結合して長い鎖状の分子を作り，さらにこれが二次的に結合し，一定の大きさと形状を示している．

---

* $\dfrac{C_6H_{10}O_5}{C_6H_{12}O_6} = \dfrac{162.1}{180.1} = 0.9$

タンパク質の定性反応としては凝固，沈殿反応，呈色反応などがある．タンパク質の呈色反応の多くはタンパク質に含まれている特殊なアミノ酸によるものか，または遊離アミノ基によるものである．

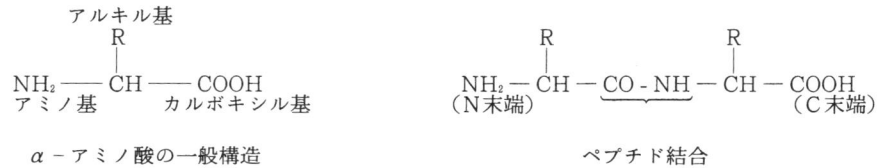

α-アミノ酸の一般構造　　　　　　　　　　　　　ペプチド結合

1.2.1　タンパク質の凝固沈殿反応

(A)　熱による凝固
【操　作】

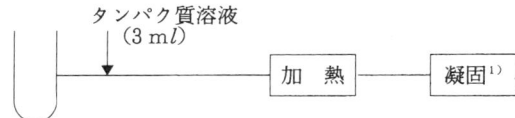

注意 1)　2N酢酸，氷酢酸などを2～3滴加えて酸性にすると凝固はいっそう速やかである．

(B)　アルコールによる沈殿
【試　薬】　エチルアルコール
【操　作】

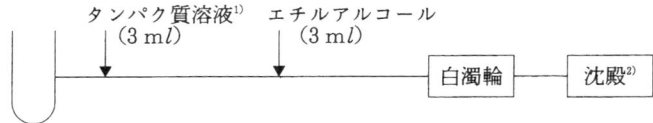

注意 1)　塩酸を含まないタンパク質が反応しやすい
　　　 2)　沈殿生成後，すぐ水を加えるとタンパク質は再溶解するが，時間が経過すると水を加えて希釈しても再溶解しない．

(C)　重金属による沈殿
【試　薬】　1％酢酸鉛溶液

【操　作】

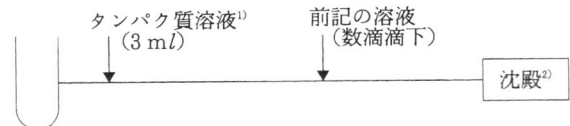

注意 1) タンパク質溶液は弱アルカリ性でよく沈殿する．
　　 2) 沈殿を生じた直後で酸を加えると重金属は再び解離するので沈殿は再溶解する．

(D)　中性塩による沈殿
【試　薬】　硫酸アンモニウム飽和溶液
【操　作】

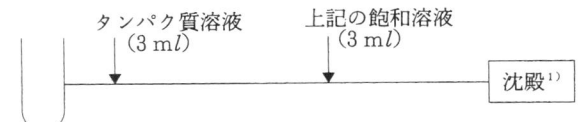

注意 1) 塩析による沈殿ではタンパク質の変性を伴わないので，タンパク質の分画あるいは精製に用いられる．

(E)　有機試薬による沈殿
【試　薬】　① 10% トリクロル酢酸溶液
　　　　　② 20% スルホサリチル酸溶液
【操　作】

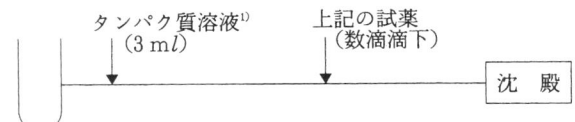

注意 1) 有機試薬とよく反応させるためには，あらかじめ酸を加えて陽荷電状態にしておく必要がある．

1.2.2　タンパク質の定性反応とその特徴

タンパク質・アミノ酸の定性反応には，アミノ酸の成分，アミノ酸残基の性質，結合様式に基づいた呈色反応がある．

(A)　ビュレット (Biuret) 反応
【原　理】　尿素の結晶を加熱するとビュレットを生じる．これを水に溶かし，水酸化ナトリウム溶液を加えてから硫酸銅溶液を数滴加えて振とうすると紫色を呈する．この反応をビュレッ

ト反応という.

ビュレット反応は二つ以上のカルバミル基（−CONH₂）をもつ化合物に起こる反応で，タンパク質はペプチド結合を多数もっているからこの反応を起こす.

【試　薬】　①　10％水酸化ナトリウム溶液
　　　　　　②　0.5％硫酸銅溶液

【操　作】

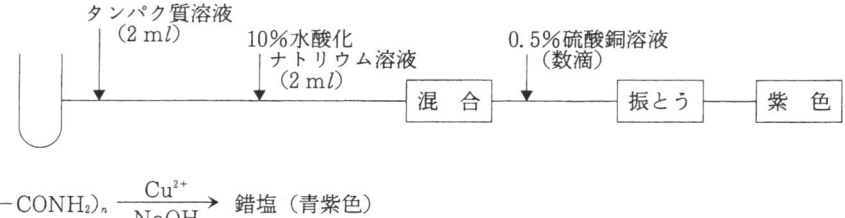

$(-CONH_2)_n \xrightarrow[NaOH]{Cu^{2+}}$ 錯塩（青紫色）

(B)　キサントプロテイン（Xanthoprotein）反応

【原　理】　タンパク質中のチロシン，トリプトファンやフェニルアラニンのような芳香核をもったアミノ酸がニトロ化されて起こる反応である.

【試　薬】　①　濃硝酸
　　　　　　②　5％水酸化アンモニウム溶液

【操　作】

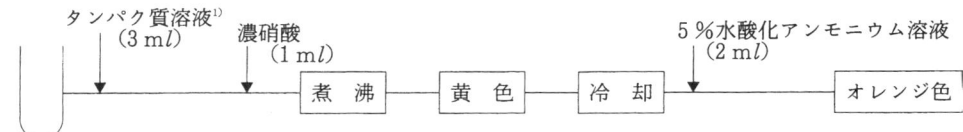

注意　1)　芳香族アミノ酸を含むタンパク質（卵白，牛乳など）

HO—⟨⟩—CH₂—CH—COOH + HNO₃ ⟶ HO—⟨⟩—CH₂—CH—COOH
　　　　　　　　|　　　　　　　　　　　　　　　　|
チロシン　　　 NH₂　　　　　　　　　　NO₂　　　NH₂
　　　　　　　　　　　　　　　　　　ジニトロチロシン（黄色）

(C)　ミロン（Millon）反応

【原　理】　この反応はフェノール核に特有な反応で，タンパク質中のチロシンがミロン試薬によりニトロ化され，錯塩を形成することによって起こる.

【試　薬】　ミロン試薬：　水銀20gに濃硝酸30mlを加え，少し加温して水銀を溶かす.冷却後2倍量の水を加え，沪過して使用する．NO₂を発生するのでドラフト内で行う．長時間保存すると呈色反応が鋭敏でなくなる．その場合は2％亜硝酸ナトリウム溶液を数滴加えるとよい．（この試薬には市販品がある）

【操　作】

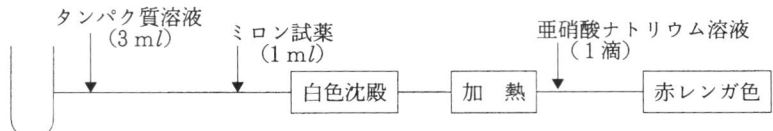

（D）　ニンヒドリン（Ninhydrin）反応

【原　理】　この反応はすべてのアミノ酸に共通な呈色反応で，α-アミノ酸とニンヒドリンを反応させると呈色する．その色調はアミノ酸の種類によって異なる．また，アミノ酸のみならずペプチド，タンパク質も呈色する．

【試　薬】　0.1％ ニンヒドリン溶液

【操　作】

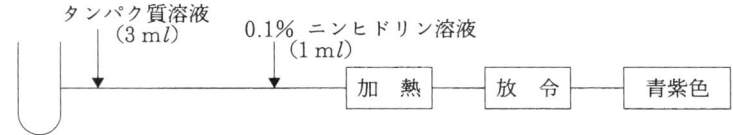

注意　1）　沸騰水浴中で2〜3分間行う．

（E）　ホプキンズ・コール（Hopkins-Cole）反応

【原　理】　この反応はインドール核が示す反応で，タンパク質中に存在するトリプトファンにより起こる．

【試　薬】　①　氷酢酸
　　　　　②　濃硫酸

【操　作】

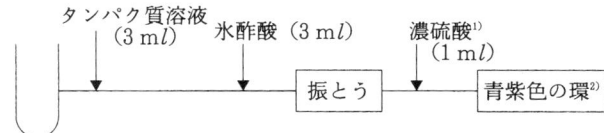

注意　1）　試験管壁に沿わせて静かに濃硫酸を加えること．
　　　2）　接触面に生じる．

（F）　硫化鉛反応

【原　理】　この反応はタンパク質中のシスチン，システインなどの含硫アミノ酸（メチオニンは反応しない）の存在によって起こる．

【試　薬】　①　10％ 酢酸鉛溶液
　　　　　②　30％ 水酸化ナトリウム溶液

【操　作】

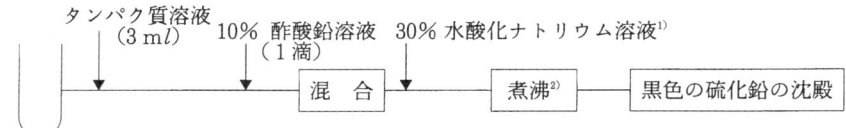

|注意| 1) 少しずつ加えてタンパク質の沈殿を溶かす．
     2) 火炎に注意して数分間煮沸する．（褐色から黒色）

$$\begin{array}{c} \text{CH}_2-\text{SH} \\ | \\ \text{HC}-\text{NH}_2 \\ | \\ \text{COOH} \\ \text{システイン} \end{array} + \text{Pb(CH}_3\text{COO}^-)_2 \xrightarrow{\text{NaOH}} \underset{\text{硫化鉛}}{\text{PbS}}$$

1.2.3 アミノ酸のペーパークロマトグラフィー

タンパク質やペプチドの加水分解物は，分解液として使用した酸やアルカリを減圧蒸留，化学的沈殿あるいはイオン交換樹脂などの方法で除去すれば試料とすることができる．

動植物組織の試料を作るには，混在している他の成分をできるだけ除く必要がある．

（A）　展開用溶媒

ⅰ）n-ブタノール・酢酸・水：　容量比 4：2：1 の割合で分液漏斗に入れてよく振って静置し，上層をとる．

ⅱ）フェノール・水：　重量比 5：1 の割合で混合する．少量のアンモニア水を加えるとよい．

（B）　展　　　開

ⅰ）40×40 cm（1次展開は 2×40 cm）の東洋濾紙 No.51[*1] に鉛筆で2本の原線を引く．
ⅱ）線の交差する点に試料[*2]をスポット[*3]する．
ⅲ）試料の乾燥を待って展開する（1次または2次展開）．

（C）　検　　　出

＜発色剤＞　ニンヒドリン試薬：　水飽和ブタノール（エタノールまたはアセトンでもよい）50 ml に 100 mg のニンヒドリンを溶かす．

　① 乾燥した沪紙をつるし，ニンヒドリン溶液を均等に噴霧する．

---

*1　紙質が薄くて紫外線下で蛍光を発しない．ペーパークロマト用としてワットマン No.1 に相当する．
*2　試料をつける位置は上昇法で沪紙の一端から 5 cm，下降法で 10 cm，また，溶媒浸漬部は上昇法で 1 cm，下降法で 5 cm である．
*3　スポットの径は 3～5 mm 程度である．

② 90～110℃の乾燥器に4～5分間入れて加熱する．
③ 展開したアミノ酸は赤，赤紫，青紫または黄橙色に発色する．
④ 発色スポットは退色するので，ただちに輪郭を鉛筆で書き残し，中心点を打っておく．この点が R_f 値の基礎点になる．
⑤ R_f 値は条件により変動しやすいので標準アミノ酸と試料を同時に比較するとよい．

(D) 各種アミノ酸の R_f 値

表1.2に2種類の溶媒に関する R_f 値を表示した．

表1.2 アミノ酸の R_f 値

アミノ酸 / 溶媒	n-ブタノール：酢酸：水 (4:2:1)		フェノール：水 (5:1)	
アスパラギン酸	0.26	紫	0.19	紫
スレオニン	0.35	赤	0.50	赤紫
セリン	0.28	赤	0.36	赤
グルタミン酸	0.32	赤	0.31	赤
プロリン	0.42	黄橙	0.88	黄橙
グリシン	0.32	赤	0.41	赤
アラニン	0.39	赤紫	0.60	赤
シスチン	0.11	桃赤	0.08	桃
バリン	0.53	赤	0.78	赤
メチオニン	0.56	赤	0.81	赤
イソロイシン	0.65	赤	0.84	赤
ロイシン	0.69	赤	0.84	赤
チロシン	0.56	紫	0.51	赤（灰）
フェニルアラニン	0.63	紫	0.85	紫
リジン	0.12	赤	0.81	赤
ヒスチジン	0.25	赤紫	0.69	青紫
トリプトファン	0.62	紫	0.75	紫
アルギニン	0.14	赤	0.89	赤

1.2.4 タンパク質の分離・定量

タンパク質を生体成分から分離して定量するためには，これまでに述べたタンパク質の性質を利用した，いくつかの手法が用いられる．

(A) カゼインの等電点沈殿

【原　理】 牛乳中のタンパク質の主成分であるカゼインはpH 4.8で溶解度が最小となり沈殿する．このpHのことを等電点（isoelectric point）という．各タンパク質により等電点はそれぞれ異なるので，この性質を利用して特定のタンパク質を分離することが可能である．

【試料・試薬】　① 牛乳
　　　　　　　② 0.2 M 酢酸ナトリウム緩衝液（pH 4.6）*
　　　　　　　③ 95% エタノール
　　　　　　　④ エーテル（引火性が強いので取扱い注意）

【操　作】

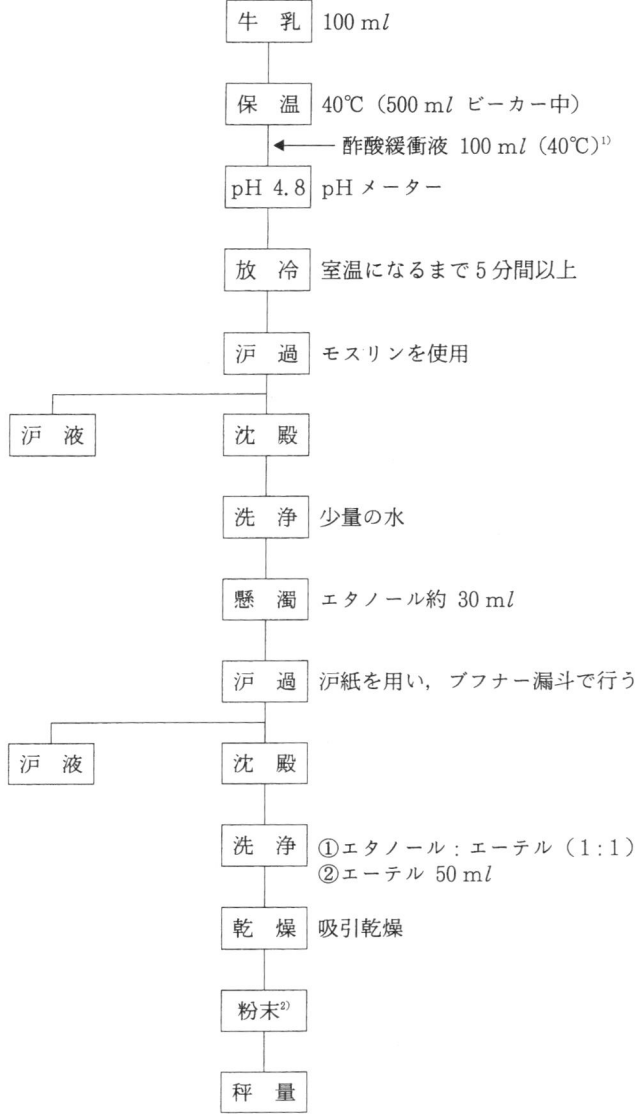

注意）　1）夾雑タンパク質の沈殿を防ぐため撹拌しながら徐々に加える．
　　　2）時計皿に広げ，エーテル臭がなくなるまで乾燥する．

---

* 2.1 pH と緩衝液の項を参照．

16   1 生体成分

【結　果】　牛乳のカゼイン含有量を求める．

（B）　アルブミンとグロブリンの分離
【原　理】　卵白中のアルブミンは蒸留水や希塩水溶液に可溶であるがグロブリンは蒸留水には不溶である（表1.3参照）．

表1.3　単純タンパク質の溶解性

タンパク質	水	希塩水溶液 （NaCl 0.85%）	希酸溶液 pH 4〜5	希アルカリ 溶液 pH 8	エタノール 溶液 60〜80%
アルブミン	溶	溶	溶	溶	不溶
グロブリン	不溶	溶	溶	溶	不溶
グルテリン	不溶	不溶	溶	溶	不溶
プロラミン	不溶	不溶	溶	溶	溶
ヒストン	溶	溶	溶	不溶	不溶
プロタミン	溶	溶	溶	不溶	不溶
スクレロプロテイン	不溶	不溶	不溶	不溶	不溶

したがって，アルブミンとグロブリンはこの溶解性の差により分離することができる．

【試料・試薬】　①　鶏卵
　　　　　　　②　0.15 M 塩化ナトリウム溶液
【操　作】

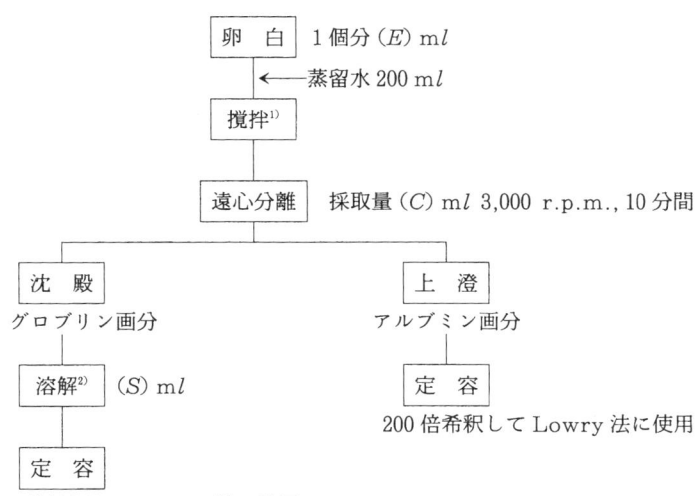

注意　1）　グロブリンが沈殿として分離し，懸濁するまでよく撹拌する．
　　　2）　遠心分離した量の1/3〜1/5量の0.15 M 塩化ナトリウム溶液に溶解する．

(C) 定　　量（Lowry法）

【原　理】　本法はタンパク質中のチロシン，トリプトファンおよびシステインがアルカリ性下でフェノール試薬と反応し，青色を呈するのに加え，ビウレット反応*によってペプチド結合に由来する発色効果が強く表れることから，微量のタンパク質定量に適した鋭敏な方法である．

【試　薬】　
① A試薬：　炭酸ナトリウムを0.1 N NaOHに溶かし，2％（w/v）とする．
② B試薬：　硫酸銅を1％酒石酸カリウムまたは1％クエン酸ナトリウムに溶かし0.5％（w/v）とする．
③ フェノール試薬：　市販品を脱イオン水で2倍に希釈する．
④ アルカリ性銅溶液：　A試薬とB試薬を50：1の割合で混合する（用時調製）．
⑤ 標準タンパク質溶液：　牛血清アルブミン20 mgを100 mlに定容**（200 μg/ml）する．

【操　作】

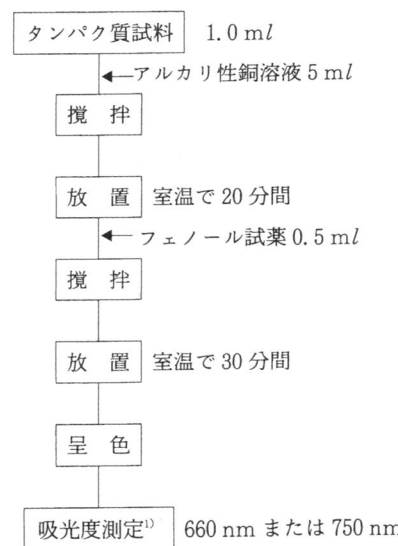

注意　1) フェノール試薬添加後，30〜120分間以内であれば呈色が安定している．

【検量線の作成】　標準タンパク質溶液を希釈し，40 μg/mlごと（0, 40, 80, 120, 160, 200 μg/ml）の各濃度の溶液を試料と同様に発色させる．

【計　算】　検量線から試料溶液の濃度を求め，卵白当たりのアルブミンおよびグロブリンの濃度を算出する．

---

*　Cu^{2+} がポリペプチド鎖中の窒素原子と結合し，錯体を形成するために発色する反応．
**　この際，少量の消泡剤を使用してもよい．

アルブミン含有量 (g/100 ml) = $X_A \times \dfrac{E+200}{E} \times 200 \times 10^{-6} \times 100$
　　　　　　　　　　　　　　　　　　　　　↑　　　　↑　　　↑
　　　　　　　　　　　　　　　　　　　希釈倍率　μg→g　ml→100 ml

グロブリン含有量 (g/100 ml) = $X_G \times \dfrac{E+200}{E} \times \dfrac{S}{C} \times 10 \times 10^{-6} \times 100$

　　X_A：検量線から求めたアルブミン濃度 (μg/ml)
　　X_G：検量線から求めたグロブリン濃度 (μg/ml)
　　E：卵白容量 (ml)
　　C：遠心分離した液量 (ml)
　　S：沈殿を溶解した液量 (ml)

1.3　脂　　　質

　脂質とは，脂肪酸のエステルおよびこれらの構成成分である脂肪酸，アルコール，ステロイドの総称で，水および塩類溶液に不溶，有機溶媒に可溶である．中性脂肪は貯蔵エネルギーとして，リン脂質やコレステロールは細胞膜の成分として細胞の機能に重要な役割を担っている．天然の脂質を酵素やアルカリ（けん化）で加水分解すると，中性脂肪はグリセリンと脂肪酸になるが，ステロイドなどは分解されず不けん化物とよばれる．

```
CH₂OCO-R₁              CH₂OH     R₁-COOH
|                       |
CHOCO-R₂  + 3 H₂O  →   CHOH   +  R₂-COOH
|                       |
CH₂OCO-R₃              CH₂OH     R₃-COOH
 トリグリセライド          グリセリン    脂肪酸
```

1.3.1　脂質の定性反応とその特徴

（A）　アクロレイン反応
【原　理】　グリセリンが酸性硫酸カリウムによりアクロレインガスに変化*する反応である．
【試　薬】　①　酸性硫酸カリウム（KHSO₄）
　　　　　　②　アンモニア性硝酸銀沪紙：2％硝酸銀溶液にアンモニア水を白濁が消失するまで加え，沪紙を浸し乾燥する．

---

*　CH₂OH・CHOH・CH₂OH ──→ CH₂＝CH・CHO
　　　グリセリン　　　　　　　　　アクロレイン

【操 作】

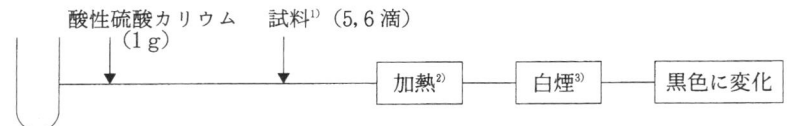

注意 1) 各種油脂およびグリセリンを用いる．
2) 210～230℃の油浴中または直火でゆるやかに加熱する．
3) 刺激臭があり有害なので直接吸わないようにする．

(B) 不けん化物の定性反応

i) リーベルマン・バッハード（Lieberman-Buchard）反応

【試 薬】
① クロロホルム（$CHCl_3$）
② 無水酢酸〔$(CH_3CO)_2O$〕
③ 濃硫酸（H_2SO_4）

【操 作】

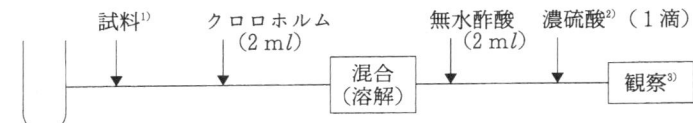

注意 1) 試料として肝油，卵黄コレステロール結晶を0.1g程度用いる．
2) 壁面に沿って静かに加える．
3) 色の変化（淡紅色→紫色→青緑色）を観察する．

ii) ザルコウスキー（Salkowski）反応

【試 薬】
① クロロホルム（$CHCl_3$）
② 濃硫酸（H_2SO_4）

【操 作】

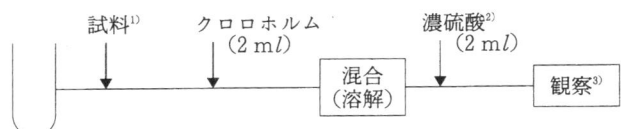

注意 1) 試料として肝油，卵黄コレステロール結晶を0.1g程度用いる．
2) 壁面に沿って静かに加える．
3) クロロホルム層（上層）が赤色から紫色に，硫酸層（下層）が緑色の蛍光を示す．

1.3.2 総脂質の薄層クロマトグラフィー

　各脂質の分離・定量には一般にカラムクロマトグラフィーや薄層クロマトグラフィーが用いられている．この実験では肝臓からFolch法で総脂質を抽出し，構成脂質をケイ酸を用いた薄層クロマトグラフィーで分離検出する．

【試　薬】　① 0.25 M ショ糖溶液：　85.6 gのショ糖を水に溶かして1 Lとし，冷蔵庫に保存する．
　　　　　② クロロホルム・メタノール混液（2：1）
　　　　　③ 0.017％塩化マグネシウム溶液
　　　　　④ 薄層クロマト用ケイ酸ゲル*
　　　　　⑤ 展開溶媒：　石油エーテル，エチルエーテル，酢酸の容量比80：20：1のもの．
　　　　　⑥ 20％リンモリブデン酸溶液：　20 gのリンモリブデン酸を80 mlのエタノールに溶解し沪過する．

---

*　メルク社からKiseselguhr-G（またはH），和光純薬からワコーゲルが市販されている．あるいはメルク社から，ケイ酸ゲルを塗布し，活性化してあるプレートも市販されている．

【総脂質の抽出】

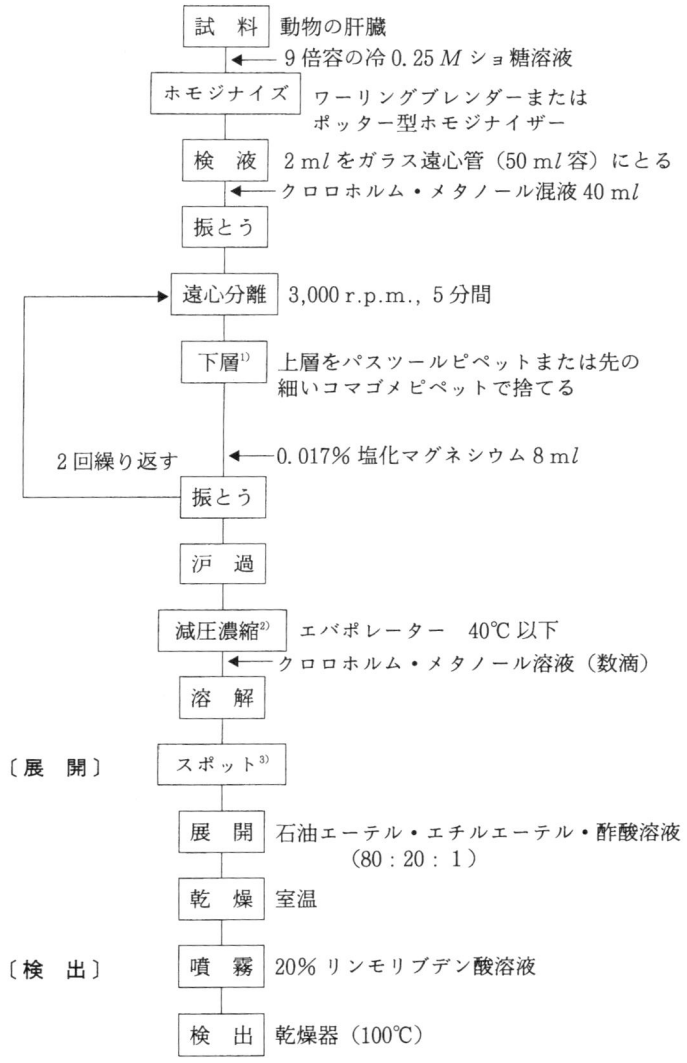

|注意| 1) 中間に白い綿のような層（fluffy層）ができたときは少量のメタノールを加え，下層に溶かし込む．
2) 脂質の変化を防ぐため N_2 気流中で行うのが望ましい．
3) スポットは下端より3～4cmのところに行う．回数は分析試料の濃度によるが，よく乾燥させ5～10回ほどとする．また標準品としてレシチン，コレステロール，トリステアリン，ステアリン酸などをそれぞれスポットするか，または試料に添加して同時に展開する．

【薄層クロマト用プレートの作成】

担体のケイ酸 30 g をビーカーにはかり，蒸留水 80 ml を加え，よく撹拌しアプリケーター（0.25 mm）を用い，10×20 cm のガラス板に均一に塗布する．活性化は 110℃，30 分間行う．専用のデシケーターで保管できるが，すぐに使用した方が良好な分離が得られる．

【構成脂質の検索】

展開後，各脂質が検出されたらその R_f 値を求める．R_f 値は，薄層の状態や展開条件により影響されるので，文献の R_f 値のみでスポットの同定を行うのは困難である．図 1.1 にクロマトグラムの一例をあげたので参考にされたい．同時に展開した標準品と試料に添加した標準品からスポットを同定すると確かである．

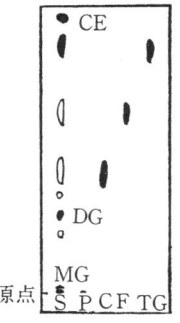

S ：試料
P ：リン脂質（レシチン）
C ：コレステロール
CE ：コレステロールエステル
F ：遊離脂肪酸（ステアリン酸）
TG ：トリグリセリド（トリステアリン）
DG ：ジグリセリド
MG ：モノグリセリド

図 1.1 TLC のクロマトグラムの一例

1.4 ビタミン（Vitamin）

ビタミンは生体内で合成できないので食物として摂らねばならないものであり，微量で生体の生理機能に関与する有機化合物である．

ビタミンが欠乏すると特有の欠乏症を示すものが多く，脂溶性ビタミン[*1]では，大量に摂取した場合，過剰症をあらわすものがある．

1.4.1 ビタミン A [*2] の定性

臨床検査の目的は　a) 脂肪の吸収障害の有無を，血清ビタミン A 値を指標としてみる．b) ビタミン A の栄養状態の把握，c) 肝障害の程度の指標等である．

【試　薬】　① クロロホルム

② 三塩化アンチモン-クロロホルム溶液： 20 g/100 ml
三塩化アンチモンのクロロホルム溶液に無水酢酸 1 ml を加え，褐色瓶に保存する．

---

*1　ビタミンは化学的な系統分類をすることが難しいので，便宜上その溶解性によって水溶性ビタミン（水に溶けるビタミン）つまり B_1，B_2，ナイアシン，C などと，脂溶性ビタミン（油に溶けるビタミン）A，D，E，K などに大別している．

*2　ビタミン A の血清中基準値：50±1.5 μg/dl（17 歳〜73 歳），高値を示す疾患は過剰摂取や高脂血症など，低値を示す疾患は欠乏症，吸収障害，亜鉛欠乏症，肝障害など．

【操作】

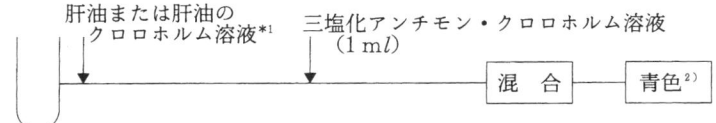

注意 1) 動物の肝臓の場合は，乳鉢で磨砕して水浴上加熱して乾燥させ，石油エーテルで抽出する．石油エーテルを留去した残留物について調べる．
2) ただちに青藍色を発色するが速やかに退色する．このものは 620 nm に特異な吸収帯がある．

1.4.2 ビタミンD*の定性

ビタミンDの定性反応の臨床検査上の目的は，ビタミンDの代謝物における血液中の濃度を測定することにより，生体内のカルシウム代謝の様相を知る上で必要とされる．

【試　薬】① ビタミン D_3 溶液： D_3 0.1 g をクロロホルム 25 ml に溶かす．
② 0.1％ピロガロール溶液： ピロガロール 0.1 g を無水アルコール 100 ml に溶かす．
③ 10％塩化アルミニウム（$AlCl_3$）溶液： $AlCl_3$ 10 g を無水アルコール 90 ml に溶かす．

【操　作】

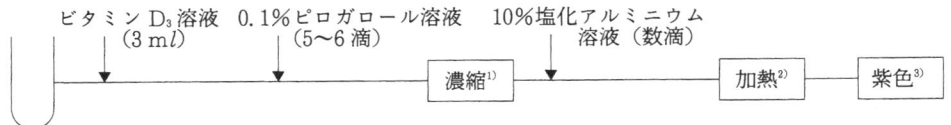

注意 1) 水浴上で加熱濃縮する．
2) 沸騰水浴上で加熱する．
3) 加熱後，数秒間で紫色に発色し，14分後に最高に達する．

---

* ビタミンDの血清中基準値： 1.4±0.7 ng/ml（HPLC法）
25-OH-D： 高値を示す疾患，大量ビタミンD投与（副甲状腺機能低下症や腎性骨ジストロフィーなど）
　　　　　低値を示す疾患，ビタミンD摂取不足，ビタミンD吸収障害（胃切除後，閉塞性黄疸や肝硬変による胆汁分泌低下）
1,25-$(OH)_2$-D： 高値を示す疾患，原発性（一次性）副甲状腺機能亢進症
　　　　　低値を示す疾患，副甲状腺機能低下症，慢性腎不全症，腎摘出患者，ガンの骨転移による高カルシウム血症など．

1.4.3 ビタミンE[*1]の定性

【試　薬】　①　α-トコフェロール溶液
　　　　　　②　0.2% 塩化第二鉄（FeCl₃）溶液
　　　　　　③　0.5% α-α′-dipyridyl のアルコール溶液

【操　作】

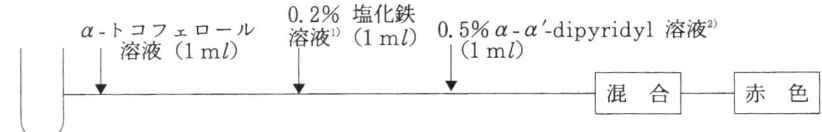

|注意| 1)　α-トコフェロールの量に応じて Fe^{2+} を発生する．
　　　2)　o-フェナントロリンを用いることもできる．

1.4.4 ビタミンB_1の定性および定量

ビタミンB_1（thiamine）はピリミジン核とチアゾール核がメチレン基（CH_2-）を介して結合している．生体内で糖質代謝の主要な酵素であるピルビン酸デカルボキシラーゼの補酵素[*2]として，リン酸塩（チアミンピロホスフェート：TPP）の形で存在する．ビタミンB_1が欠乏するとヒトでは脚気，鳥類では多発性神経炎を引き起こすことが知られ，脊椎動物のほとんどが摂取を必要とする重要なビタミンである．

定性および定量法にはチオクローム蛍光法が用いられるほか，ジアゾ法による定量法もある．ここではチオクローム蛍光法によりビタミンB_1の検出と総ビタミンB_1量を求める．

《チオクローム蛍光法》

【原　理】　ビタミンB_1は生体内で一部がリン酸塩として含まれているため，ジアスターゼで加水分解し遊離型に変える．さらにアルカリ性で赤血塩あるいはブロムシアンで酸化するとチオクローム（Thiochrome）となり蛍光を発するので，この強度を測定し総チアミン量を求める．

チアミン塩酸塩（ピリミジン核／チアゾール核）　→ アルカリ性 酸化（$-2H$）$-2HCl$ →　チオクローム

[*1]　ビタミンEの血清中基準値；Total Tocopherols 1.08±0.29 mg/dl，α-Tocopherol 0.92±0.3 mg/dl．高値を示す疾患は高脂血症をきたす疾患すべて，妊婦など．低値を示す疾患は栄養失調症，未熟児，新生児，吸収障害，クワシオコールなど．

[*2]　Mg^{2+} も補助因子として必要である．

【定性・試薬】　①　2 mg% ビタミンB_1標準液：　定量用希釈

　　　　　　　②　30% 水酸化ナトリウム液：　定量用使用

　　　　　　　③　0.1% フェリシアン化カリウム液：　定量用希釈

　　　　　　　④　n-ブタノール

【操　作】

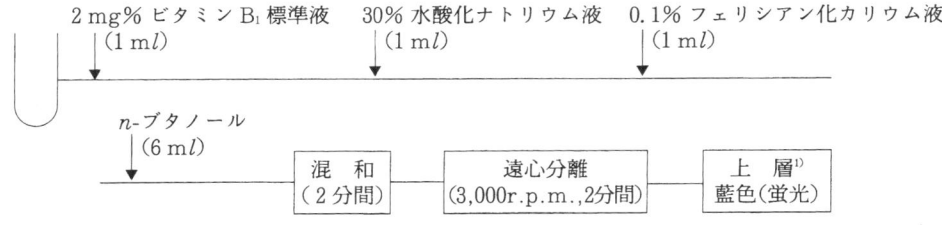

注意　1）　暗所で紫外線ランプ照射，明瞭な蛍光を確認できる．

【定量・試薬】　①　0.1 N硫酸溶液

　　　　　　　②　4 M 酢酸ナトリウム溶液

　　　　　　　③　酢酸緩衝液：　酢酸ナトリウム 13.6 g に氷酢酸 6 ml を加え，水で 1 L とし pH 4.5 に調製．

　　　　　　　④　3% 酢酸溶液

　　　　　　　⑤　25% 塩化カリウム溶液

　　　　　　　⑥　25% 塩化カリウム・塩酸溶液：　KCl 250 g を 0.1 N HCl 750 ml に溶解．

　　　　　　　⑦　1% タカジアスターゼ溶液：　ビタミンB_1定量用のものが市販されている．

　　　　　　　⑧　パームチット：　ビタミンB_1定量用 60〜100 メッシュで活性化したものが市販されている．

　　　　　　　⑨　25 mg% ビタミンB_1標準液：　結晶ビタミンB_1 25 mg を正確にはかりとり水に溶解し，100 ml とする．

　　　　　　　⑩　n-ブタノール：　蛍光分析用（蛍光物質を含まないよう精製されたもの）．

　　　　　　　⑪　無水硫酸ナトリウム

　　　　　　　⑫　1% フェリシアン化カリウム溶液

　　　　　　　⑬　30% 水酸化ナトリウム溶液

【B_1 吸着用カラムの調製】

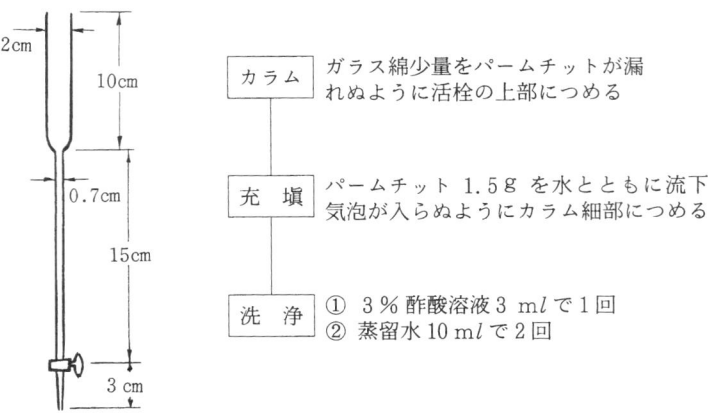

図 1.2　B_1 吸着用カラム

カラム	ガラス綿少量をパームチットが漏れぬように活栓の上部につめる
充　填	パームチット 1.5 g を水とともに流下　気泡が入らぬようにカラム細部につめる
洗　浄	① 3％酢酸溶液 3 ml で 1 回 ② 蒸留水 10 ml で 2 回

【操　作】　① 試料液の調製

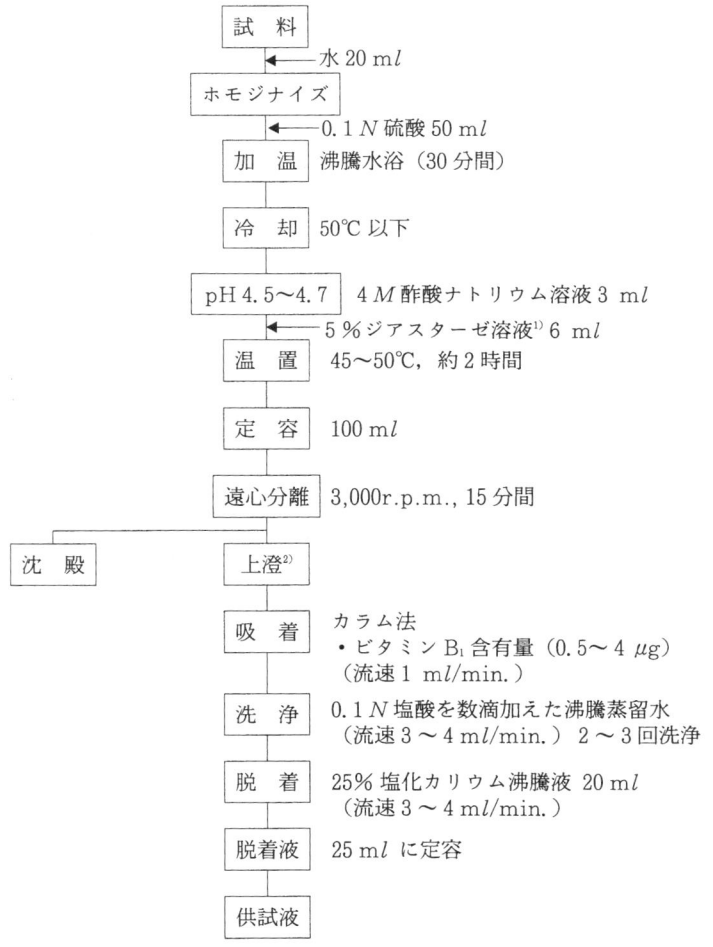

注意 1) 2％ジアスターゼ4 mlを使用すれば37℃で一夜置いてもよい．また，リン酸化されていない遊離のチアミンのみを測定する場合は，この操作を省略する．
　　 2) 試料中にタンパク質を多く含む場合，10％メタリン酸10 mlを加え，遠心分離して，上澄を使用する．

② 酸　　化

試薬・供試液	主検 A	添加 B	盲検 C
供試液	5.0	5.0	5.0
B_1 標準液（1 μg/ml）	—	0.5	—
酢酸緩衝液	0.5	—	0.5
1％赤血塩溶液	0.1	0.1	0.1
30％水酸化ナトリウム	2.0	2.0	2.0
	混	和	

③ 抽出，転容

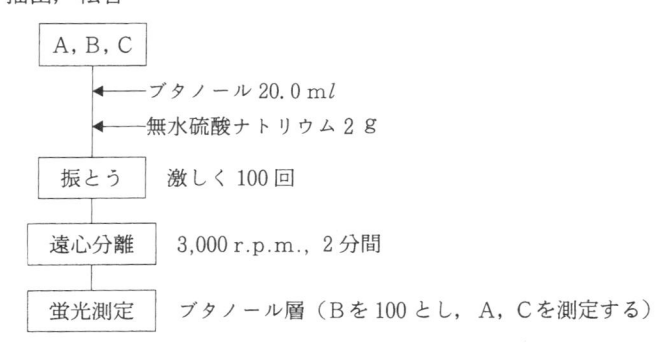

```
┌─────────┐
│ A, B, C │
└────┬────┘
     │← ブタノール 20.0 ml
     │← 無水硫酸ナトリウム 2 g
┌────┴────┐
│ 振とう  │  激しく 100 回
└────┬────┘
┌────┴────┐
│ 遠心分離│  3,000 r.p.m., 2 分間
└────┬────┘
┌────┴────┐
│ 蛍光測定│  ブタノール層（Bを 100 とし，A，Cを測定する）
└─────────┘
```

④ 蛍光測定

Bをセルに入れ蛍光光度計で100％近辺に調整し（b％），さらにAとCを読み各々 a％，c％とする．

【計　算】主検液の B_1 量 T μgを求め，試料100 gに含まれる B_1 量を算出する．

$$T\mu g = 0.5 \times \frac{a-c}{b-a}$$

試料の B_1 含量（μg/100 g）＝ $T \times 5 \times \dfrac{V}{D} \times \dfrac{100}{W}$

　　　　D：カラムに吸着させた液量
　　　　V：試料の希釈液量
　　　　W：試料採取量

1.4.5 ビタミンB_2の定性および定量

B_2[*1]が不足すると疲労，食欲不振，口角炎，皮膚炎などの症状が起こる．B_2は体内でリン酸と結合し，FMN[*2]あるいはFAD[*3]となり，酸化還元酵素の補酵素としてB_1と同様にエネルギー代謝などに重要な働きをもつ．

【原　理】　ビタミンB_2はイソアロキサジン核（フラビン部）にリビトールが結合した化合物である．B_2は還元されると無色のロイコフラビンを生成する．またB_2はアルカリ性で光を当てると，イソアロキサジン核部分が遊離して黄緑色の蛍光を有するルミフラビンを生成する．ルミフラビンは酸性でクロロホルムに容易に移行する性質があるので，これを利用して検液中の盲蛍光物質と分離し，ルミフラビンの蛍光のみを蛍光光度計を用いて測定する．

【定性・試薬】　━━━ロイコフラビン法
　　① 2 mg％ ビタミンB_2水溶液
　　② ヒドロサルファイト（$Na_2S_2O_4・2H_2O$）

【操　作】

2 mg％ビタミンB_2水溶液（1 ml）　　$Na_2S_2O_4・2H_2O$粉末少量　→　混和　→　退色

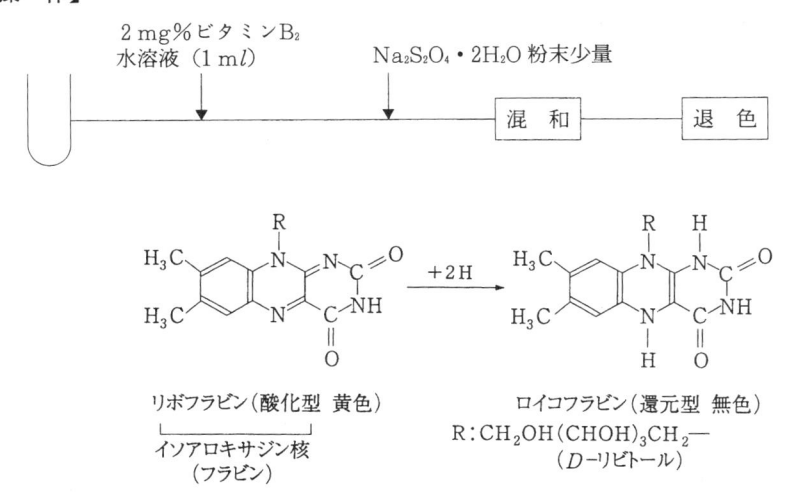

リボフラビン（酸化型 黄色）　　　　　ロイコフラビン（還元型 無色）
イソアロキサジン核（フラビン）　　　　R：$CH_2OH(CHOH)_3CH_2-$
　　　　　　　　　　　　　　　　　　（D-リビトール）

【定量・試薬】　━━━ルミフラビン蛍光法

リボフラビン　→（アルカリ性 pH<10，光分解）→ ルミフラビン

[*1] 基準値：血清中総ビタミンB_2；2.6～3.7（平均3.2）μg/dl, FAD；1.8～3.0（平均2.4）μg/100 ml, 遊離およびFMN 0.3～1.3（平均0.8）μg/dl, 尿中 2～24（12.4）μg/kg/day
[*2] flavin mononucleotide
[*3] flavin adenin dinucleotide

① 無蛍光クロロホルム（水飽和）
② 1 M 水酸化ナトリウム溶液
③ 氷酢酸
④ 1％酢酸溶液
⑤ 0.2 N 硫酸溶液
⑥ ビタミン B_2 標準保存液（100 μg/ml）： B_2 10 mg を 1％酢酸に溶かして 100 ml とする．使用時に水で希釈して 0.1 μg/ml にする．

【操　作】　① 試料液の調製

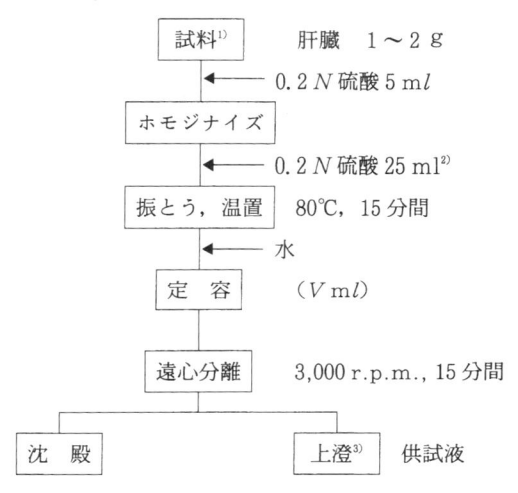

```
試料¹⁾     肝臓　1〜2 g
  ↓ ← 0.2 N 硫酸 5 ml
ホモジナイズ
  ↓ ← 0.2 N 硫酸 25 ml²⁾
振とう，温置  80℃，15 分間
  ↓ ← 水
定　容    （V ml）
  ↓
遠心分離   3,000 r.p.m.，15 分間
  ↓
沈　殿     上澄³⁾　供試液
```

② 光分解と抽出，転容

試　薬	主検 A	添加 B	盲検 C
供試液	1.0	1.0	1.0
水	1.0	—	1.0
B_2 標準液⁴⁾	—	1.0	—
1 N 水酸化ナトリウム	2.0	2.0	—
氷酢酸	—	—	0.2
	光　分　解⁵⁾		
氷酢酸	0.2	0.2	—
クロロホルム⁶⁾	12.0	12.0	12.0
	激しく 1 分間振とう後静置する		
クロロホルム層	蛍光強度測定⁷⁾		

注意
1) ハサミで細断する．
2) 褐色三角フラスコに洗い込む．
3) 試料中に盲蛍光物質の多いときは等量のクロロホルムを加え振とうし，静置してクロロホルム層を除去する．クロロホルム層に蛍光が検出されなくなるまで繰り返す．
4) 供試液の B_2 量と添加標準 B_2 量があまりかけ離れていると誤差の原因となる．0.01〜0.1 μg/ml で添加量を加減する．

5) 一度軽く混合し，20～40℃の水浴中，pH 3.0 以上で光分解装置内で 30～40 分間行う．また，20 W 蛍光灯または紫外線灯を側面より当ててもよい．
6) 冷水中で冷却しながら行う．
7) 蛍光測定用の無蛍光ガラスセル測定管にクロロホルム層を駒込ピペットまたはパスツールピペットでとる．

③ 蛍光測定

測定管（添加検液）Bをまず蛍光光度計にかけ指針が 100% 近くを示すようにしぼりを調整*し，その正確な値を読む（b%）．さらに測定管（主検液）Aから得られた値を a%，測定管（盲検液）Cを c% とする．

【計　算】

$$試料のビタミンB_2含量(\mu g/100 g) = F \times \frac{a-c}{b-a} \times \frac{V}{S} \times \frac{100}{W}$$

F：添加標準液中の B_2 量，　S：浸出液採取量
V：試料の希釈液量，　W：試料の採取量

1.4.6　補酵素型 B_2 の分離

ビタミン B_2 は遊離型のほかに FAD, FMN などのエステル型が，酸化還元酵素の補酵素として，生体内のエネルギー代謝に重要な働きをしている．ここでは生体組織からこれらを抽出し確認する．

【原　理】　B_2 の定量用に調製した浸出液を，除タンパクしフェノールで濃縮して水に溶かし，ペーパークロマトグラフィーで分離する．

【試　薬】
① 0.1 N 硫酸溶液
② 硫酸アンモニウム
③ 水飽和フェノール
④ 展開溶媒：n-ブタノール：酢酸：水＝4：1：5 または，50：15：35

【操　作】

```
  浸出液[1)]
    ↓ ← 硫酸アンモニウムで飽和
    │    （除タンパク）
  遠心分離
    ↓
┌→上澄液  20～25 ml
│   ↓ ← 水飽和フェノール 2 ml
│ 振とう，遠心分離
│   │         （次ページに続く）
```

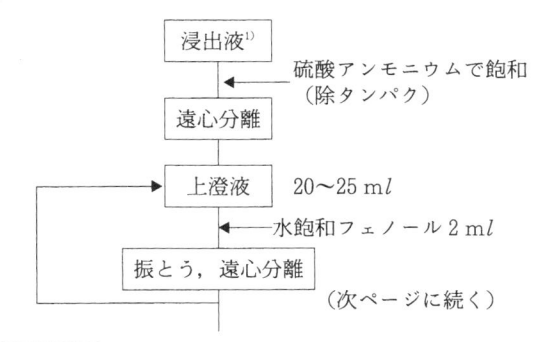

* 測定にあたり，まず 0 点調整したのち，添加検液Bの読み（b%）を一定値（普通は 100）に合わせ，同一条件で，主検と盲検の読みを求める．主検の読みが 20% 以下または 80% 以上のときは再実験を行う．

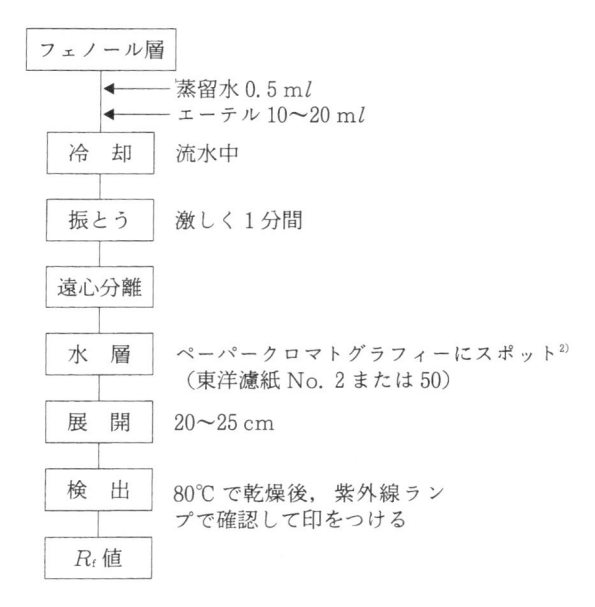

```
    ┌─────────┐
    │フェノール層│
    └────┬────┘
         │←── 蒸留水 0.5 ml
         │←── エーテル 10～20 ml
    ┌────┴────┐
    │ 冷 却   │ 流水中
    └────┬────┘
    ┌────┴────┐
    │ 振とう  │ 激しく1分間
    └────┬────┘
    ┌────┴────┐
    │ 遠心分離 │
    └────┬────┘
    ┌────┴────┐
    │ 水 層   │ ペーパークロマトグラフィーにスポット[2]
    └────┬────┘   (東洋濾紙 No.2 または 50)
    ┌────┴────┐
    │ 展 開   │ 20～25 cm
    └────┬────┘
    ┌────┴────┐
    │ 検 出   │ 80℃で乾燥後，紫外線ラン
    └────┬────┘   プで確認して印をつける
    ┌────┴────┐
    │ $R_f$ 値 │
    └─────────┘
```

[注意] 1) 肝臓を用いるとよい．
2) 標準物質としてリボフラビン，FMN，FAD を別の沪紙にスポットする．

表1.4　B_2 の R_f 値

展 開 溶 媒		遊離 B_2	FMN	FAD
n-ブタノール：酢酸：水	4 : 1 : 5	0.30	0.09	0.03
	50 : 15 : 35	0.35	0.19	0.08

1.4.7　ビタミン C[*1] の定量

　このビタミンは壊血病の予防治療に効果を示すばかりでなく，歯や骨や毛細血管の働きを盛んにしたり，細胞内の酸化還元作用を促進するので，新陳代謝を強化する働きが認められている．ここではインドフェノール法で還元型ビタミンCを測定する．

【原　理】　一定量の 2,6-ジクロロフェノールインドフェノールを酸性でビタミンCによって還元させ，その紅色が消える点を終点として滴定法でビタミンC含有量を求める．

【試　薬】　① 　2％メタリン酸溶液[*2]（氷室保存）
　　　　　② 　5％メタリン酸溶液（氷室保存）
　　　　　③ 　6％ヨウ化カリウム溶液（褐色瓶保存）：　6 g のヨウ化カリウム（KI）を水に

---

* 1　〈参考〉基準値（ヒドラジン法）：　全血液中，男 200～900（平均 500）$\mu g/dl$，女 600～1400（平均 900）$\mu g/dl$，全血液中 350±70 $\mu g/10^9$cell，赤血球中 690～1720 $\mu g/dl$，血漿中 1000～1400 $\mu g/dl$，血清中 690～1720 $\mu g/dl$，尿中 20 mg/day．（インドフェノール法はヒドラジン法よりも精度が劣る）
* 2　メタリン酸は毒性があるので，乳鉢で砕くとき眼などに入らないよう注意する．

溶かして 100 mlとする．

④ 0.001 Nヨウ素酸カリウム溶液： ヨウ素酸カリウム（KIO₃）0.357 gを100 mlメスフラスコを用いて水で正確に希釈する．使用するときはこの原液をさらに正確に100倍希釈する（原液は褐色瓶に保存する）．

⑤ 色素液： 2,6-ジクロロフェノールインドフェノールナトリウムを約5 mg*秤取，水に溶解し約200 mlとして沪過する（沪紙は定量用を用い，使用するごとに新調する）．

⑥ アスコルビン酸標準液： ビタミンCの結晶4 mg前後を正確に秤量し，①の2％メタリン酸溶液に溶解して100 mlにする（氷室保存）．

⑦ デンプン溶液： 可溶性デンプン1 gを水100 mlに加温して溶かす．

⑧ 海砂

【操 作】 ① アスコルビン酸の標定： アスコルビン酸標準液5 ml，6％ヨウ化カリウム溶液0.5 mlおよびデンプン溶液数滴に対して，ミクロビュレットを用いて0.001 Nヨウ素酸カリウム溶液で滴定し，その反応から正確な濃度を求める．滴定の終点は青色を認める直前とする．盲検はアスコルビン酸標準液を入れないで行い，主検から差し引く．

還元型アスコルビン酸濃度（mg/ml）＝滴定値(ml)×0.088(mg)×$\frac{1}{5}$

② インドフェノール溶液の標定： インドフェノール溶液5 mlに対して，ミクロビュレットからアスコルビン酸溶液を1から3分間の範囲内で滴定する．滴定の終点は，液の色が青色から紅色に変化し，さらに紅色の消える点とする．滴定値が0.3〜1.5 mlにならないときは，インドフェノール溶液の採取量を変える．

③ 試料液の調製： 試料中のビタミンC含有量により採取量が異なるが，最終濃度が0.04 mg/ml程度になるよう試料を秤量する．5％メタリン酸溶液を試料1 gにつき4 ml加え，海砂を少量加えて乳鉢で磨砕する．さらに，乳鉢上の試料を50 mlのメスフラスコに水で洗い込んで定容する．このときメタリン酸濃度は2％になっている．つぎに，懸濁物を沪過または遠心分離して除き，試料液とする．

④ 試料液による滴定： インドフェノール溶液5 mlに対し，ミクロビュレットを用いて試料液で紅色が消える点まで滴定する．滴定は1〜3分間の範囲内で行う．

【計 算】 試料中の還元型ビタミンCは次のように計算される

試料中のアスコルビン酸（mg/100 g）

$$= \text{アスコルビン酸標準液の濃度} \times \frac{a}{b} \times V \times \frac{100}{S}$$

a：アスコルビン酸の滴定値　　b：試料液の滴定値
V：試料液の総量　　　　　　S：試料採取量

---

* 不純物を含んでいると水に溶解しにくく，青色の薄い溶液しから得られないので注意する．

1.5　無　機　質

　人体を構成している元素のうちO，C，H，Nの4元素で約96％を占め，無機質はすべて合わせて体重の約4％を占めるに過ぎない．全無機質の大部分を占めるものはCa，P，K，S，Na，Cl，Mg，Feの各元素であり，その他微量であるが栄養的に不可欠成分として，Zn，Cu，Mn，Co，I，Si，Mo，Se，Crをあげることができる．
　無機イオンとしては体内でpH，浸透圧を調節し，神経に興奮性を与え，酵素作用に関係する．また，体内に存在する有機物の構成成分となったり，カルシウムのように難溶性の塩として骨や歯を形成したりする．

1.5.1　ナトリウム・カリウム

　ナトリウム：　Na^+は血漿のほか細胞外液の陽イオンとして重要なものである．緩衝作用，筋肉の収縮作用，神経の刺激感受性，水分代謝に関与し，さらに，消化酵素に至適なpHを維持するための消化液（唾液，膵液，腸液）中にも存在する．
　カリウム：　Na^+とともに陽イオンの主体となっているが，K^+はNa^+とは反対に大部分が細胞内に存在する．とくに筋肉，血液，臓器などに多く，緩衝作用，神経興奮伝達，筋肉活動などに関与する．
　臨床化学分析機器の進歩は，測定方法にも改良が見られる．ナトリウム・カリウムの測定法には，原子吸光分析法，電解質法などがある．電解質法は，多層フィルム式ドライケミストリーによる電解質アナライザー法でナトリウム・カリウム・クロールが同時に測定可能である．血漿・血清，全血，尿用に利用される．

（A）　電解質アナライザー法（ナトリウム・カリウム・クロール）
【装　置】　電解質アナライザーを用いる．生化学検査とする採取した血液，尿検体を直接測定が可能である．
【標準溶液】　電解質参照液（Na-K-Cl）を標準溶液として用いる．
【操　作】　生化学自動分析装置[*1]には，電源をONにし，本体に，試薬，チップ，検体，希釈カップ，PFフィルター，CRP希釈液，電解質参照液，高値検体の場合，希釈のための精製水をセットしスタートボタンを押す．プリンターに印字して測定記録される．mEq／Lの単位で計算される．
【再現性の検討】　既知濃度のナトリウム・カリウム標準溶液にて再現性を確認する．

---

*1　医用電気機器　富士ドライケム3500V，FDC3500（富士フイルムメディカルK.K）

1.5.2 カルシウム・リン・鉄

カルシウムは体内の無機質のうち最も多く，その98％は骨格，歯牙中にある．血清中のカルシウムは細胞の生命維持に重要な役割を果たしており，細胞の増殖，神経の興奮，筋肉の収縮，血液凝固にもきわめて重要である．また，無機リンは大部分は骨に存在し，血清，尿中無機リンの測定はカルシウムとともにリンの動態を把握し，骨およびミネラル代謝の動態を知るうえで重要である．臨床的に意義の高いのは無機リンである．血清中の無機リン濃度とカルシウム濃度は通常逆比例の関係を示す．鉄は赤血球のヘモグロビン中にあり，各組織への酸素の運搬に重要である．貯蔵鉄として肝臓，脾臓，骨髄などの組織に存在している．

鉄およびタンパク質の濃度低下はヘモグロビンの合成不良をきたし，貧血を誘発する．

(A) カルシウムの定量（クロラニール酸沈殿法，Webster法[*1]）

【原　理】 血清にクロラニール酸を作用させて，クロラニール酸カルシウムとして沈殿させ，EDTA，Fe^{3+}を加えて生成したクロラニール酸鉄を定量する．

【試　薬】 ① クロラニール酸試薬：　クロラニール酸1gに水50mlを加え，1N水酸化ナトリウム7mlをさらに添加，水で全量100mlとする（結晶が生じたら使用前に沪過，氷室で6ヵ月，室温で2～3ヵ月安定である）．

② 50％イソプロピルアルコール

③ 5％EDTA-Na溶液

④ 6％塩化第二鉄溶液：　塩化第二鉄 $FeCl_3 \cdot 6H_2O$ 約10gを水100mlに溶解する．

⑤ 0.6％塩化第二鉄溶液（毎回新しく調製する）：　6％塩化第二鉄溶液1容と，水9容とを混和してつくる．

⑥ カルシウム標準液（10mg/100ml）：　炭酸カルシウム0.2497gを1Lのメスフラスコ中に入れ，1N塩酸10mlで溶解し，水で全量1Lとする．

[*1] Webster法：　尿・血清中 Ca の基準値は付表2および3参照．

【操　作】

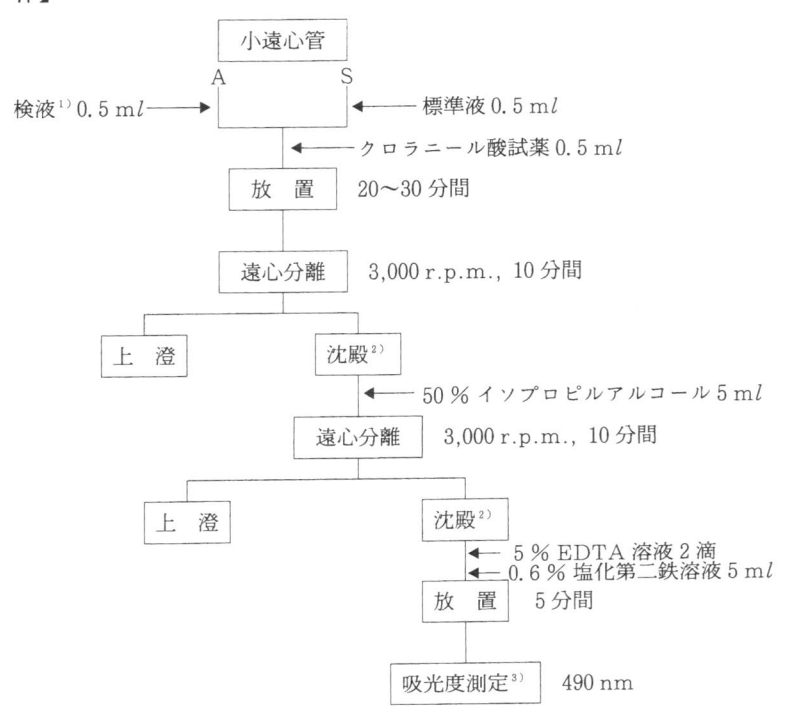

```
                     小遠心管
                     ┌─────┐
                     │ A  S │
検液¹⁾ 0.5 ml ────→  │     │ ←──── 標準液 0.5 ml
                     │     │ ←──── クロラニール酸試薬 0.5 ml
                     └──┬──┘
                   ┌──────┐
                   │ 放 置 │  20～30 分間
                   └──┬──┘
                  ┌──────┐
                  │ 遠心分離 │  3,000 r.p.m., 10 分間
                  └──┬──┘
             ┌────┴────┐
          ┌─────┐   ┌─────┐
          │ 上 澄 │   │ 沈 殿²⁾│
          └─────┘   └──┬──┘
                        │ ←──── 50% イソプロピルアルコール 5 ml
                  ┌──────┐
                  │ 遠心分離 │  3,000 r.p.m., 10 分間
                  └──┬──┘
             ┌────┴────┐
          ┌─────┐   ┌─────┐
          │ 上 澄 │   │ 沈 殿²⁾│
          └─────┘   └──┬──┘
                        │ ←──── 5% EDTA 溶液 2 滴
                        │ ←──── 0.6% 塩化第二鉄溶液 5 ml
                   ┌──────┐
                   │ 放 置 │  5 分間
                   └──┬──┘
               ┌──────────┐
               │ 吸光度測定³⁾ │  490 nm
               └──────────┘
```

注意
1) 血清はそのまま，尿の場合は 0.1N 酢酸または 0.1N 塩酸を用いて pH 5～7 に調製する．
2) 沪紙上に 5 分間倒立し上澄を除く．
3) 対照には 0.6% 塩化第二鉄を用いる．

【計　算】

$$\text{Ca (mg/d}l\text{) 血清} = \frac{E_A : 検体の吸光度}{E_S : 標準液の吸光度} \times 10$$

（B） 無機リンの測定法（原法はゴモリー：Gomori 法）

【原　理】 トリクロル酢酸で除タンパクし，モリブデン酸を作用させてリンモリブデン酸を形成させ，これを 1,2,4-アミノナフトールスルホン酸で還元し，モリブデン酸青を形成させて比色定量する．

【試　薬】
① 10% トリクロル酢酸溶液
② モリブデン酸試薬：モリブデン酸アンモニウム $(NH_4)_6MoO_{24} \cdot 4H_2O$ 8.3 g を水 91.7 ml に溶かす（溶解を容易にするため少量の濃アンモニア水を加えてもよい）．
③ 還元剤（アミドール溶液）：アミドール（写真用で可）1 g，亜硫酸ナトリウム $NaHSO_3$ 20 g を水に溶かし 100 ml とする（完全に遮光した瓶に密栓して保存す

る．約 10 日間は使用できる）．

④ 標準リン溶液： 精製リン酸一カリウム KH_2PO_4 をあらかじめ 100〜110 ℃ の電気乾燥器中で 1 時間乾燥後，デシケーター中で放冷しておいたもの 0.21968 g をとって少量の水に溶かし，これを 100 ml のメスフラスコに移し標線まで水を加える（5 mg/100 ml のリン濃度のものを作る）．

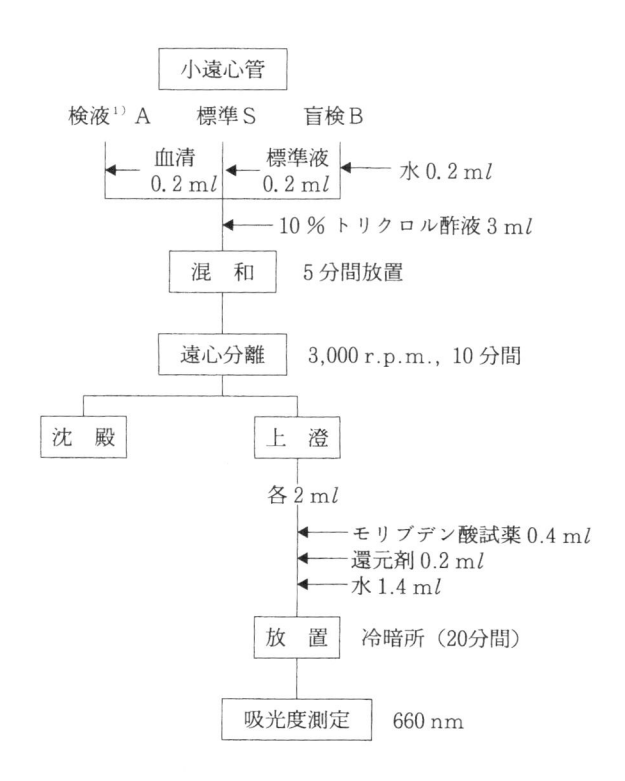

【操 作】

```
                    小遠心管
        検液¹⁾ A    標準 S    盲検 B
          ↓血清  ↓標準液  ←水 0.2 ml
          0.2 ml  0.2 ml
               ←10 ％ トリクロル酢液 3 ml
          混 和    5 分間放置
          遠心分離  3,000 r.p.m., 10 分間
        沈 殿    上 澄
                  各 2 ml
                    ←モリブデン酸試薬 0.4 ml
                    ←還元剤 0.2 ml
                    ←水 1.4 ml
                  放 置   冷暗所（20 分間）
                  吸光度測定  660 nm
```

注意 1） 採血後，すみやかに血清を分離し冷所に保存しないと，有機リンの加水分解，赤血球膜を通して無機リンの漏出などにより，血清中無機リン値は上昇する．溶血血清でも高値を示す．

【計 算】

$$\text{無機リン (mg/dl) 血清} = \frac{E_A : \text{検体の吸光度}}{E_S : \text{標準液の吸光度}} \times 5$$

（C） 鉄の定量（バソフェナントロリン間接法）

【原 理】 血清にトリクロル酢酸を作用させて，鉄を遊離させタンパク質が凝固する．チオグリコール酸で 3 価鉄イオンを 2 価鉄イオンに還元すると，2 価鉄イオンはバソフェナントロリン塩とキレート化合物をつくり，赤色を呈する．

【試 薬】 ① 除タンパク質試薬： トリクロル酢酸 20 g，チオグリコール酸 6 ml を 2 N CHl に溶解し，全量を 200 ml とする．

② 発色試薬： バソフェナントロリンスルホン酸ニナトリウム 250 mg を 2 N 酢酸ナトリウム溶液に溶かす．

③ 鉄標準液 (200 μg/dl)： 1 mg/ml を希釈して使用する．

【操　作】

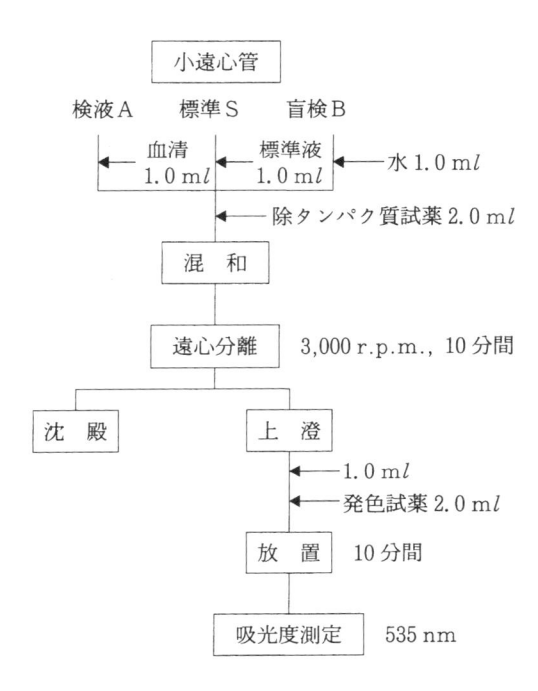

```
                        小遠心管
        
       検液A    標準S    盲検B
           ←血清  ←標準液  ←水 1.0 ml
            1.0 ml  1.0 ml
                ←除タンパク質試薬 2.0 ml
                混　和
                  ↓
                遠心分離    3,000 r.p.m., 10 分間
              ┌─────┴─────┐
            沈　殿         上　澄
                            ↓ 1.0 ml
                            ←発色試薬 2.0 ml
                          放　置    10 分間
                            ↓
                          吸光度測定  535 nm
```

【計　算】

$$鉄（\mu g/dl）血清 = \frac{E_A：検体の吸光度}{E_S：標準液の吸光度} \times 200$$

1.5.3 原子吸光法によるカルシウム，マグネシウムの測定

カルシウム，マグネシウムの測定には種々の測定法のなかで，前処理や測定が簡易，迅速，正確な原子吸光分析法が便利である．これには原子吸光装置が用いられ，他に鉄，銅，亜鉛，カドミウム，クロムなどの測定にも応用できる．

【原　理】 目的元素を含む試料溶液を噴霧器を通してバーナーの炎内に導く．燃焼ガスの熱エネルギーによって溶液が蒸発し，目的元素が原子化され原子蒸気となる．ついで基底状態にある原子蒸気にその原子固有の波長の光を透過させると，原子蒸気中の原子の数に応じて吸光が起こる．この吸光量から目的元素の濃度が求められる．

(A) カルシウムの測定

【試　薬】 ① 除タンパク試薬： 塩化ランタン[*1] 1.0gとトリクロル酢酸20gを0.5N HCl[*2]で溶解し全量を100mlにする．

② Ca標準液（10 mg/dl）： Ca標準液（1mg/ml）[*3]を0.5N HClで10倍希釈する．

【操　作】

ステップ	標準液	血清	尿[1)]
Ca標準液（10 mg/dl） ml	0.2	—	—
血清　ml	—	0.2	—
尿　ml	—	—	0.2
除タンパク試薬　ml	0.5	0.5	0.5
0.5N HCl	1.8	1.8	1.8
	混合したのち3,000r.p.m.，10分間遠心分離し上澄液を使用（Ca標準液についてはこの操作不要）		
吸光度測定	原子化炎：空気－アセチレン炎[2)] ランプ：CaまたはCa-Mg複合管　測定波長：4227A		
	E_{std}	E_s	E_s'

注意　1) 2〜5倍希釈して用いる（Mg測定も可）．

2) Ca，Mgは解離しにくい．とくに検量線作成時は濃度量に応じた吸光度が得られるように，空気およびアセチレン流量，バーナーの高さや方向を調節する．

標準溶液の吸光度および試料吸光度より目的元素量を求める．

【計　算】

血清　Ca　mg/dl = $\dfrac{E_s}{E_{std}} \times 10$

尿　Ca　mg/日 = $\dfrac{E_s'}{E_{std}} \times 0.1 \times$ 尿希釈倍数 $\times$ 1日尿量 ml

---

*1　共存元素，とくにPO_4^{3-}，SO_4^{2-}の干渉を減少させる（マスキング剤）．1％塩化ストロンチウム溶液でもよい．

*2　試薬調製には蒸留水またはイオン交換水を用いる．

*3　Ca標準液（1,000 ppm）が和光純薬より原子吸光分析用として市販されている．0.5N HClで希釈して2→10 ppm液として検量線作成に用いてもよい．

血清，糞，尿中量の測定には試料を湿式分解〔硝酸（1容）と過塩素酸（1容）の混液を加え加熱分解*1〕して得る方法もある．

(B) マグネシウムの測定*2

【試　薬】　① 希釈液：　塩化ランタン 1 g を 0.5 N HCl で溶解し 100 ml とする．
　　　　　② Mg 標準液（2.5 mg/dl）：　Mg 標準液（1 mg/ml）*3 を 0.5 N HCl で 40 倍希釈する．

【操　作】

ステップ	Mg 標準液	血　清	尿
Mg 標準液（2.5 mg/dl）　ml	0.1	―	―
血清　ml	―	0.1	―
尿　ml	―	―	0.1
希釈液　ml	5.0	5.0	5.0
	混　合　す　る		
吸光度測定	原子化炎：空気－アセチレン炎 ランプ：Mg または Ca-Mg 複合管　測定波長：2852 Å		
	E_{std}	E_s	E_s'

【計　算】

血清　Mg　mg/dl $= \dfrac{E_s}{E_{std}} \times 2.5$

尿　Mg　mg/日 $= \dfrac{E_s'}{E_{std}} \times 0.025 \times$ 尿希釈倍数 $\times$ 1日尿量 ml

表 1.5　測　定　条　件

元素	炎	吸収波長（nm）	ランプ電流（mA）	スリット幅（nm）
Ca	空気－アセチレン	422.7	4	0.5
Mg	〃	285.2	4	0.5
Cd	〃	228.8	4	0.5
Co	〃	240.7	7	0.5
Cr	〃	357.9	7	0.2
Cu	〃	324.8	4	0.5
Fe	〃	248.3	5	0.2
K	〃	766.5	5	1.0
Mn	〃	279.5	5	0.5
Na	〃	589.0	5	0.5
Pb	〃	217.0	5	1.0
Zn	〃	213.9	5	1.0

*1　分解中の試料液が黒褐色のときの蒸発乾固は爆発の危険があるので注意する．硝酸のみの加熱分解も可．
*2　Mg はもっとも検出感度の高い元素である．
*3　Mg 標準液（1,000 ppm）が Ca と同様に市販されている．0.5 N HCl で希釈して 0.1→0.5 ppm 液として検量線作成に用いてもよい．

1.6 核　　酸

　核酸はデオキシリボ核酸（DNA）とリボ核酸（RNA）に分けられ，窒素を含んだ高分子化合物で細胞内に核タンパク質として存在している．核酸を適当な条件で加水分解するとヌクレオチドが生じる．このヌクレオチドをさらに加水分解するとヌクレオシドが生じ，最終的にプリン塩基とピリミジン塩基，リン酸，五炭糖になる．

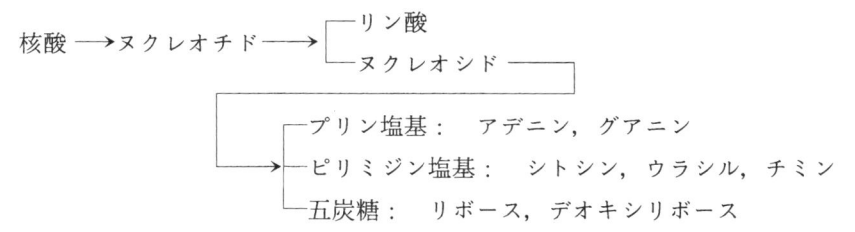

```
核酸 ──→ ヌクレオチド ──┬─ リン酸
                        └─ ヌクレオシド ─┐
                ┌──────────────────────┘
                ├─ プリン塩基：　アデニン，グアニン
               →├─ ピリミジン塩基：　シトシン，ウラシル，チミン
                └─ 五炭糖：　リボース，デオキシリボース
```

　生物学的役割は細胞の複製とタンパク質の合成にあり，遺伝情報としての生命現象の発現にとってきわめて重要な物質である．

1.6.1　DNA, RNA の分離・定量

　【原　理】　動物組織の遊離のアミノ酸やヌクレオチド類を希過塩素酸で除去したのち，希アルカリでRNAを加水分解して紫外部吸収法によって定量する．一方，DNAはこれらの条件では分解されないので，デオキシリボース部分をインドール法により比色定量する．

　【試　薬】　① 　1.2N過塩素酸溶液（PCA）：　60％（9.0規定）または70％（11.1規定）を水で希釈する．
　　　　　　② 　0.2Mおよび0.6M過塩素酸溶液（PCA）
　　　　　　③ 　0.3M水酸化カリウム溶液
　　　　　　④ 　0.04％（w/v）インドール酢酸溶液
　　　　　　⑤ 　濃塩酸（特級）
　　　　　　⑥ 　特級クロロホルム
　　　　　　⑦ 　DNA標準液：　サケ精子DNAを0.1NKOHに溶かす（2〜15μg/ml）

1.6 核　酸　41

【操　作】　① DNA，RNA の分離

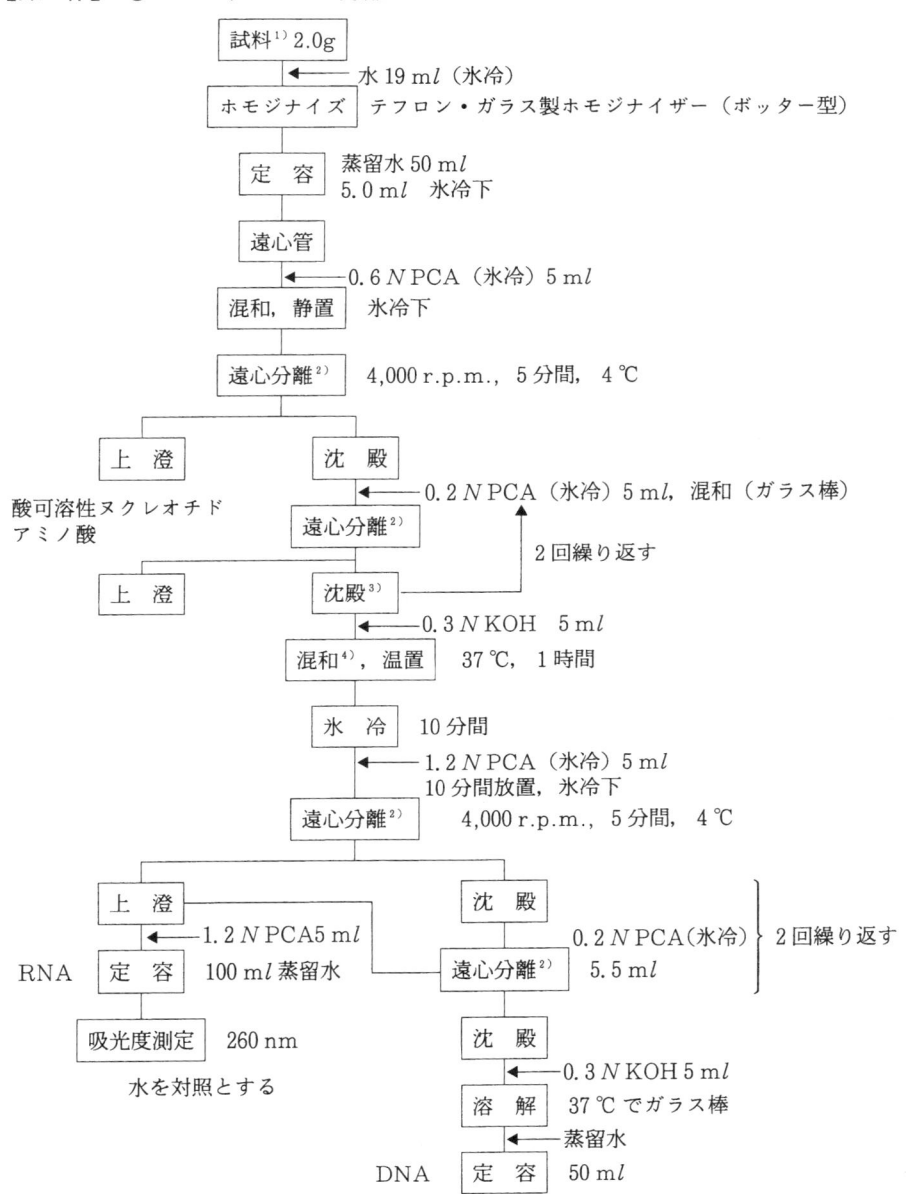

```
            ┌─────────┐
            │ 試料¹⁾ 2.0 g │
            └─────────┘
                 │ ←── 水 19 ml（氷冷）
            ┌─────────┐
            │ ホモジナイズ │　テフロン・ガラス製ホモジナイザー（ポッター型）
            └─────────┘
                 │
            ┌─────┐   蒸留水 50 ml
            │ 定　容 │   5.0 ml　氷冷下
            └─────┘
                 │
            ┌─────┐
            │ 遠心管 │
            └─────┘
                 │ ←── 0.6 N PCA（氷冷）5 ml
            ┌─────────┐
            │ 混和，静置 │　氷冷下
            └─────────┘
                 │
            ┌─────────┐
            │ 遠心分離²⁾ │　4,000 r.p.m.，5 分間，4 ℃
            └─────────┘
             ┌───┴───┐
          ┌─────┐ ┌─────┐
          │ 上　澄 │ │ 沈　殿 │
          └─────┘ └─────┘
酸可溶性ヌクレオチド    │ ←── 0.2 N PCA（氷冷）5 ml，混和（ガラス棒）
アミノ酸          ┌─────────┐
                │ 遠心分離²⁾ │
                └─────────┘
                 │           2 回繰り返す
             ┌───┴───┐
          ┌─────┐ ┌─────┐
          │ 上　澄 │ │ 沈　殿³⁾ │
          └─────┘ └─────┘
                     │ ←── 0.3 N KOH 5 ml
                ┌─────────┐
                │ 混和⁴⁾，温置 │　37 ℃，1 時間
                └─────────┘
                     │
                ┌─────┐
                │ 氷　冷 │　10 分間
                └─────┘
                     │ ←── 1.2 N PCA（氷冷）5 ml
                     │      10 分間放置，氷冷下
                ┌─────────┐
                │ 遠心分離²⁾ │　4,000 r.p.m.，5 分間，4 ℃
                └─────────┘
                 ┌───┴───┐
              ┌─────┐ ┌─────┐
              │ 上　澄 │ │ 沈　殿 │
              └─────┘ └─────┘
              │ ←1.2 N PCA 5 ml     │ ←── 0.2 N PCA（氷冷）} 2 回繰り返す
    RNA  ┌─────┐                ┌─────────┐  5.5 ml
         │ 定　容 │ 100 ml 蒸留水    │ 遠心分離²⁾ │
         └─────┘                └─────────┘
              │                     │
         ┌─────────┐            ┌─────┐
         │ 吸光度測定 │ 260 nm       │ 沈　殿 │
         └─────────┘            └─────┘
          水を対照とする                │ ←── 0.3 N KOH 5 ml
                                  ┌─────┐
                                  │ 溶　解 │　37 ℃ でガラス棒
                                  └─────┘
                                       │ ←── 蒸留水
                                  ┌─────┐
                            DNA   │ 定　容 │　50 ml
                                  └─────┘
```

② DNA の定量

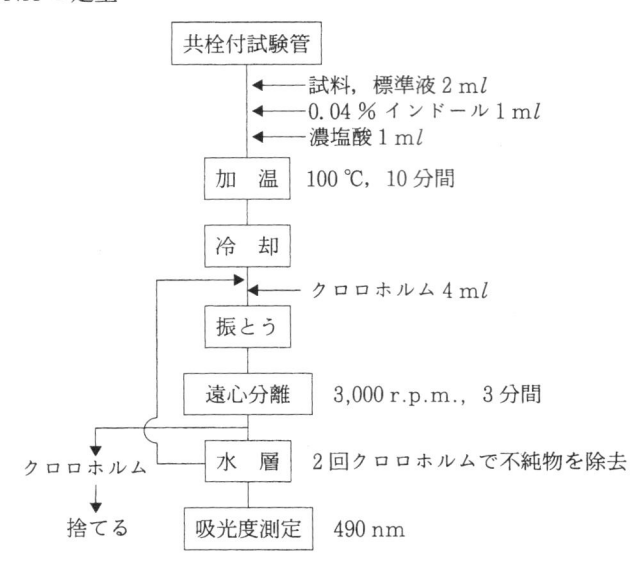

```
          ┌─────────────┐
          │ 共栓付試験管 │
          └──────┬──────┘
                 │← 試料,標準液 2 ml
                 │← 0.04％インドール 1 ml
                 │← 濃塩酸 1 ml
          ┌──────┴──────┐
          │   加 温     │ 100℃,10 分間
          └──────┬──────┘
          ┌──────┴──────┐
          │   冷 却     │
          └──────┬──────┘
                 │← クロロホルム 4 ml
          ┌──────┴──────┐
          │   振とう    │
          └──────┬──────┘
          ┌──────┴──────┐
          │  遠心分離   │ 3,000 r.p.m., 3 分間
          └──────┬──────┘
   クロロホルム  ┌──────┴──────┐
   ←───────│   水 層    │ 2 回クロロホルムで不純物を除去
     ↓      └──────┬──────┘
   捨てる   ┌──────┴──────┐
            │ 吸光度測定  │ 490 nm
            └─────────────┘
```

注意 1) 肝臓,筋肉,脳などが適している.
2) 核酸の分解を防ぐため冷却遠心分離機を使用する.または試験管を氷で冷却して行う.
3) 3 回洗浄したのち遠心管を逆さにして酸を取り,ガラス棒で沈殿をくずしておく.
4) ガラス棒で混ぜて,水溶中で沈殿を完全に溶解させる.

【計　算】
RNA: 10 μg/ml RNA の吸光度を 0.3125 とする.

$$\text{RNA 含量 (mg/g)} = 10 \times \frac{\text{吸光度}}{0.3125} \times \frac{V}{W} \times \frac{1}{1000}$$

V：浸出液の全量（ml）
W：試料溶液に含まれる試料重量（g）

DNA: 検量線より求める.

$$\text{DNA 含量 (mg/g)} = a \times \frac{V}{W} \times \frac{1}{1000}$$

a：検量線から求めた DNA 量（μg）

1.6.2 核酸の紫外部吸収と変性　純度検定,融解温度

【原　理】　核酸は,紫外部に強い吸収を持つ.その吸収は260nmに特異的な極大があり,230nmに極小がある.DNAは高アルカリ溶液中（pH11.5以上）または一定温度以上にすると,二重らせん構造が壊れてランダムコイル状となった状態を核酸の変性という.変性すると電子相互作用がなくなるため,紫外線吸収の濃色効果が約40％増大する.温度を上昇させて変性する状態の中間点の温度を融解温度という.

【試　薬】　$0.15M$　NaCL-$0.015M$クエン酸ナトリウムpH7.0：塩化ナトリウム8.77ｇとクエン酸三ナトリウム二水和物4.41ｇを800mlの水に溶かし，$1M$塩酸でpH7.0に調整後1Lとする．

【操　作】　① 濃度の算出：　原液のDNAは，NaCL-$0.015M$クエン酸ナトリウム溶液で50〜200倍に希釈し，分光光度計の紫外部260nmでA_{260}を求める．吸光度の空試験にはNaCL-クエン酸ナトリウム溶液を用いる．標準の二本鎖DNAは，50μg／mlのとき，$A_{260}=1.0$であるから原液のDNA濃度は次式のようになる．

$$\text{DNA濃度}（\mu g／ml）=A_{260}\times 50\times \text{希釈倍率}$$

② 純度検定：　原液のDNAは，NaCL-$0.015M$クエン酸ナトリウム溶液を用いて25〜50μg／mlの希釈DNA溶液の200〜300nmの吸収スペクトルを求める．吸光度比$A_{260}／A_{280}$より得られたDNAの純度を検定する．

標準DNA溶液（1ｇ／L）では，$A_{260}=20$，$A_{280}=11.5$，$A_{260}／A_{280}$比は1.74である．

③ 融解曲線と融解温度：　DNA溶液の吸光度が0.3〜0.5となるように用意して石英セルに入れる．ビーカーに50,60,70,75,80,85,90℃の温湯を用意し，キュベットを5分間保持し表面をすばやく拭いてA_{260}を測定する．またそのときのビーカーの水温も測定する．

　　　　吸光度と温度の曲線を作図する．

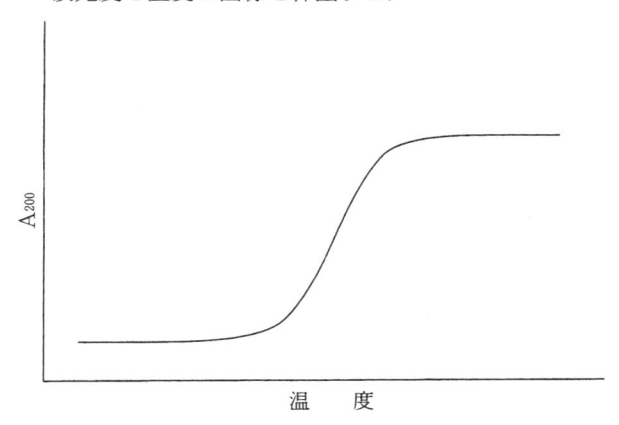

2 酵　素

　栄養素の消化や代謝などすべての化学反応は，酵素というタンパク質性の触媒の働きにより行われている．酵素による生体触媒作用は特定の反応に特異的であり，消化や代謝の流れが各酵素により複雑に調節され，生体の恒常性の維持にきわめて重要である．

　酵素作用の強さは酵素活性で表される．生体の栄養状態や病的な変化による代謝変動は，酵素活性の変化として現れるので，食物成分の栄養価の判定や代謝異常による病気の診断などに大いに役立っている．とくに血清の酵素の量や活性は，ある病的状態で著しく変動するので，診断方法の一つとして臨床検査上大切な役割をもっている．

2.1　pHと緩衝液

　緩衝液とは酸やアルカリの添加によるpHの変動を抑える働き[*1]をもつ溶液のことである．
　たとえば，血液のpH調節は炭酸水素塩やリン酸塩などの緩衝作用により，動脈血で7.30〜7.41，静脈血で7.27〜7.37[*2]に保たれている．炭酸水素塩による緩衝作用は，炭酸と炭酸水素ナトリウムによってH^+が加わった場合，

$$Na^+ + HCO_3^- \xrightleftharpoons{[H^+]} Na^+ + H_2CO_3 \; (\rightleftharpoons H_2O + CO_2 \uparrow)$$

のように炭酸水素ナトリウムのNa^+がH^+と置き換わり，Na^+が放出され炭酸が生成される．炭酸はさらに呼吸作用により，H_2OとCO_2に分解され排出する．またOH^-が加わった場合，

$$H^+ + HCO_3^- \xrightleftharpoons{[OH^-]} HCO_3^- + H_2O \; (+ CO_2 \rightleftharpoons H_2CO_3)$$

となり，炭酸のH^+がOH^-を中和し水を生成する．さらに，HCO_3^-の増加に対してCO_2の排出が抑制される．このようにH_2CO_3とHCO_3^-の比が保たれ血液のpHは一定となる．

　生体内での代謝は狭いpH範囲でしか行われないが，これは生体触媒である酵素が，特定のpH域でしか活性を十分に示さないことによる．in vitro（生体外）の酵素実験では酵素反応のpHの初期値が設定されていても，試薬の添加や反応生成物の影響などによりpHが至適条件から外れることがあるので，設定したpHが保たれるように，そのpH域での緩衝作用のある複合塩類等を反応液に加えておく必要がある．

[*1] この働きを緩衝作用あるいは緩衝能（buffer action）という．
[*2] Stadie & Sunderman

通常，酵素反応の実験ではpHの変動を考慮してあらかじめ緩衝作用をもつ溶液（緩衝液）を用意し，これを溶媒として反応を行う．種々の酵素で至適pHが異なるので，それに応じたpH域での緩衝液が考案されている．図2.1に代表的なものをあげてある．

ただし，酵素反応はpHだけでなく緩衝液に含まれるイオンの効果によって影響を受けることがあるので注意を要する．

ホ ウ 酸 塩： 糖などの化合物と錯体を形成
クエン酸塩： カルシウムと結合
リ ン 酸 塩： 酵素の阻害剤あるいは重金属の沈殿
ト リ ス： ある系の阻害剤，温度によるpHの変動が大きい

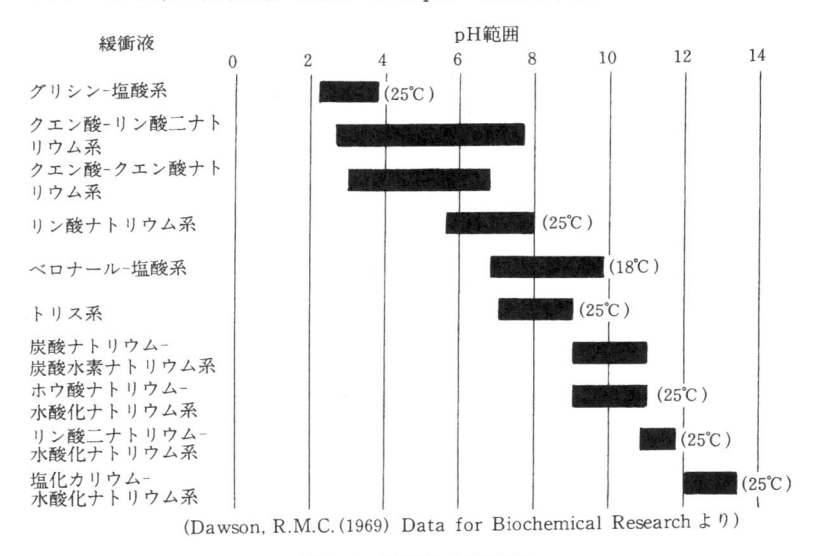

図2.1　代表的な緩衝液

2.2　酵素作用の一般的性質

酵素の触媒作用は次の式で表され，酵素自体は反応の際に消費されたり，完全にその性質が変化してしまうことはない．

$$E + S \longrightarrow ES \longrightarrow E + P$$

enzyme　　substrate　　ES-complex　　product
（酵素）　　（基質）　　　（複合体）　　　（生成物）

現在知られているすべての酵素がタンパク質*からなるので，常温，常圧，中性付近で触媒作用が行われる．そのため酵素を加熱したり，強い酸やアルカリ，変性剤を加えたりすると酵素の触媒作用は失われてしまう．

---

* 酵素タンパク質の分子量は，約12,000から100万を超えるものまでさまざまなポリペプチドである．共同因子という活性に必要なポリペプチド以外の化学成分を含むものもある．

2.2.1 至適 pH

酵素の本体はタンパク質であるから，溶液の pH によってその性質が著しく影響される[*1]．大部分の酵素は一定の pH 領域でのみ触媒作用を示し，図 2.2 に示されるように最も活性の強い固有の H^+ 濃度をもち，この点をその酵素の至適 pH (optimum pH)[*2] という．このような性質は触媒作用をもつ部位（活性中心）の解離状態が pH により変化するためといわれている．

一般に，表 2.1 に示されるように酵素の至適 pH には中性付近のものが多いが，ペプシンなどは pH 1.5 ときわめて低いものもある．

したがって，酵素活性を測定するには反応液の pH を至適 pH に近づける必要があり，そのために緩衝液を用いる．緩衝液は，他の物質を加えたときに起こる pH の変化を緩衝作用により抑える働きをする．代表的なものとして酢酸と酢酸塩，リン酸塩同士などがあり，両者の適当な混合比によって，種々の pH の値をもつ緩衝液を作ることができる．

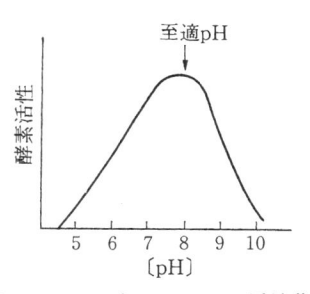

図 2.2 トリプシンの pH－活性曲線

表 2.1 酵素の至適 pH の例

酵 素	至適 pH
ペプシン	1.5
α-アミラーゼ	6.0
カタラーゼ	7.6
トリプシン	7.7
リパーゼ（膵）	8.0
アルギナーゼ	9.7

2.2.2 至適温度

酵素反応も化学反応の一種なので，その反応速度は反応温度の上昇にともない増大する．しかし，温度が一定温度を超えて上昇すると酵素タンパク質の変性や不活性化を起こし，その反応速度は急速に減少し消失してしまう．図 2.3 の Ⓐ のように，ある一定時間の反応において反応速度が最大となる点を至適温度[*3] (optimum temperature) という．だが，反応時間を Ⓐ より短くした Ⓑ では至適温度が高まり，酵素活性の最大ピークが反応時間に影響されることがわかる．したがって，酵素活性を測定する適切な反応時間を選ばなくてはならない．一般に，ほとんどの酵素の至適温度は 40～50 ℃ にあるが，普通，酵素活性を調べるには 37 ℃ で行われる（図 2.4）．

---

*1 タンパク質を構成するアミノ酸は両性電解質としての性質をもつため．
*2 最適 pH ともいう．
*3 最適温度ともいう．

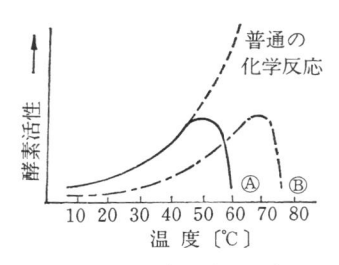

図 2.3 酵素活性と温度

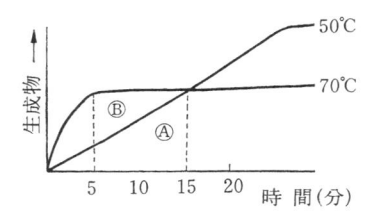

図 2.4 酵素活性と温度，時間との関係

2.2.3 酵素量と基質濃度

酵素反応は基質が十分に存在するときは，反応生成物が一定時間まで増え続けるが，それ以降はほとんど一定となる[*1]（図 2.5）．この反応生成物量が直線的に上昇する時間で酵素反応を測定し，生成物量を一定時間当たりで酵素活性を表すと，図 2.6 のように酵素濃度との間に比例関係が得られる．

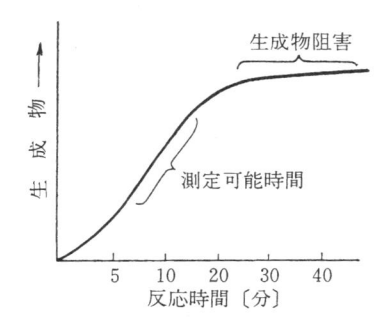

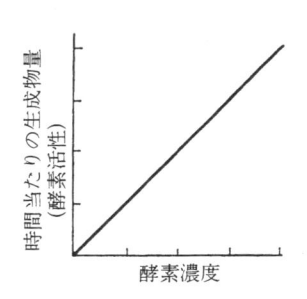

図 2.5 反応時間と生成物量　　図 2.6 酵素濃度と酵素活性の関係

一方，酵素濃度を一定にして異なった濃度の基質と反応させると，図 2.7 のように基質濃度の低い範囲で，反応速度との間にほぼ直線的な関係がみられる．しかし，基質濃度が高くなると反応速度の増加は少なくなり，ある濃度で反応速度は最大に達し，それ以上では基質濃度との間に関係がなくなる[*2]．この状態における反応速度を最大速度 V_{max} という．V_{max} の 1/2 の

[*1] これは生成物により酵素作用が阻害されるためである．しかし，消化酵素や代謝の分解系の多くの酵素は基質がなくなるまで直線的に反応が進む．

[*2] これは酵素が基質により飽和されてしまうからである．

反応速度における基質濃度をミカエリス定数（Michaelis constant）といい，K_m値で表す．すなわち，K_m値は酵素の基質に対する親和力を表す固有の定数で，K_m値[*1]が低い酵素ほど基質への親和力が高く，代謝上重要な酵素といえる．したがって，酵素活性はK_m値よりかなり高い飽和基質濃度[*2]で測定しなければならない．

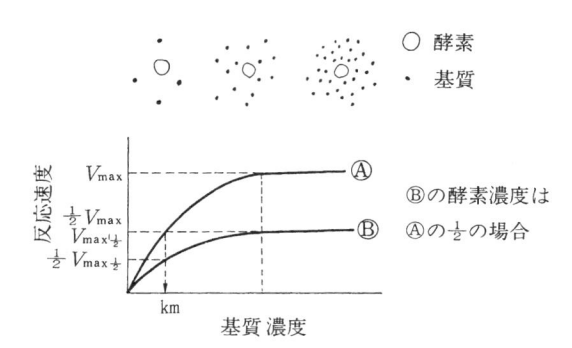

図2.7 反応速度と基質濃度，酵素濃度との関係

2.2.4 ミカエリス定数

酵素反応は酵素（E）が基質（S）と結合して酵素基質複合体（ES）を形成する反応と，それが酵素生成物（P）に解離する反応の2段階で行われる．

$$E+S \rightleftarrows ES \longrightarrow E+P$$

酵素反応速度（v）は酵素がSをPに変える速度であるが，Pの量がESに比例することから，

$$v = K[ES]$$

となる．ESはE+Sにも解離するから，vは解離定数に依存し，解離定数をK_mとすると，

$$K_m = \frac{[E-ES][S]}{[ES]}$$

また，最大速度（V_{max}）は酵素量に比例するので，

$$V_{max} = k[E]$$

となる．これらの関係を一つの式に表すと，

$$v = \frac{V_{max} \times [S]}{K_m + [S]} \text{[*3]}$$

あるいは

$$K_m = [S]\left(\frac{V}{v} - 1\right)$$

[*1] 低いものでは$10^{-6} \sim 10^{-8}$ mol，高いものでは$10^{-2} \sim 10^{-1}$ mol のものがある．
[*2] 普通，K_m値の数倍から10数倍で行う．
[*3] この式は解離平衡の仮定からMichaelisとMentenが導いたものを，定常状態の仮定からBriggsとHaldaneが改良したものである．

と表され，K_m は $V/v=2$，すなわち，反応速度が最大速度の $\frac{1}{2}$ となるときの基質濃度で表される．これをミカエリス（Michaelis）定数という．

実際に種々の基質濃度〔S〕で求めた酵素反応速度 v の測定値から K_m と V_{max} とを求めるにはいくつかの方法が用いられる．これらはいずれも元の式を一次式に変形したものである．

代表的なものとして Lineweaver-Burk の逆数プロットがある．

$$\frac{1}{v} = \frac{K_m}{V_{max}} \cdot \frac{1}{〔S〕} + \frac{1}{V_{max}}$$

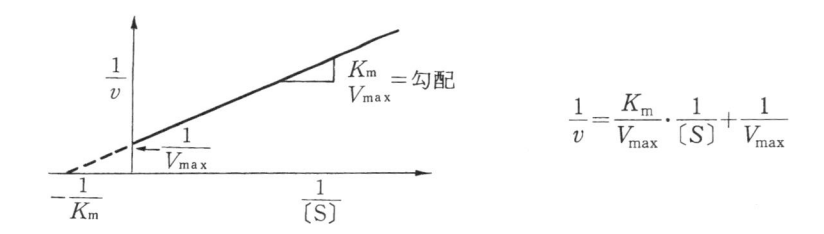

図2.8 Lineweaver-Burk の逆数プロット

2.2.5 アルカリホスファターゼ活性の測定

アルカリホスファターゼ（e.c.3,1,3,1,オルトリン酸モノエステルホスホヒドロラーゼ）は至適 pH が 9〜10 以上でリン酸モノエステルに作用して無機リン酸を遊離するエステラーゼである．生体内でこの酵素は腎，小腸，骨芽細胞，胎盤等に存在し，能動輸送に関与すると考えられている．

【原　理】 この酵素は単一なものではなく，グルコース-6-ホスファターゼや 5′-ヌクレオチダーゼも含まれ，リン酸モノエステルを非特異的に加水分解することから，p-ニトロフェニルリン酸を基質として活性を測定することができる．p-ニトロフェニルリン酸は微量の Mg^{2+} の存在下でアルカリホスファターゼにより，p-ニトロフェノールとリン酸に加水分解される．

$$O_2N-\langle\rangle-OPO_3H_2 + H_2O \xrightarrow[Mg^{2+}]{\text{アルカリホスファターゼ}} O_2N-\langle\rangle-OH + H_3PO_4$$

p-ニトロフェニルホスフェート　　　　　　　　　　　　p-ニトロフェノール　無機リン酸
　　　　（PNPP）　　　　　　　　　　　　　　　　　　　　（PNP）

p-ニトロフェノールはアルカリ性で安定な黄色になるので，反応液にアルカリを加えて酵素反応を停止させ，同時に黄色にして比色定量する．次に溶液を酸性にし p-ニトロフェノールの色を無色にして反応液の吸光度を測定し，この値を差し引いて生成された p-ニトロフェノールの量を求め，酵素単位とする．

【試料・試薬】 ① 血清（使用するまで氷冷しておく）*

② 0.1 M グリシン緩衝液（pH 10.5）： グリシン 7.5 g，塩化マグネシウム（$MgCl_2 \cdot 6H_2O$）0.2 g を水約 800 ml に溶解し，1 N 水酸化ナトリウム 85.0 ml を加え，水で 1 L とする．

③ 0.4％ p-ニトロフェニルリン酸二ナトリウム水溶液： 二ナトリウム塩の結晶（$NO_2C_6H_4PO_4Na_2 \cdot 6H_2O$）400 mg を水で 100 ml とする．褐色瓶で氷温保存すると数週間安定．

④ 0.02 N 水酸化ナトリウム溶液

⑤ 濃塩酸（特級）

⑥ 10 mM p-ニトロフェノール標準液

【操　作】

ステップ		主検 A	盲検 B
予備加温	グリシン緩衝液	0.5 ml	0.5 ml
	p-ニトロフェニルリン酸二ナトリウム溶液	0.5 ml	0.5 ml
		37 ℃，3 分間	
酵素反応	血清	0.1 ml	—
	蒸留水	—	0.1 ml
		37 ℃，30 分間	
反応停止 発色	0.02 N NaOH 溶液	10 ml	10 ml
		混和	
吸光度測定	405 nm	E_{A1}	E_{B1}
脱色	conc. HCl	0.1 ml	0.1 ml
吸光度測定	405 nm	E_{A2}	E_{B2}

【検量線の作成】 0.02 M NaOH 溶液に 10 mM p-ニトロフェノールを 1～10 μM の範囲で溶解し，吸光度（405 nm）を測定する．

【計　算】 酵素反応で生成した p-ニトロフェノール（a）を検量線より求め，酵素試料 1 ml の 1 分間当たりの酵素活性で表す．

$$\text{酵素活性}(\mu\text{mol/min/血清 1 ml}) = a \times 0.011 \times \frac{1}{V} \times \frac{1}{T}$$

a : $(E_{A1} - E_{A2}) - (E_{B1} - E_{B2})$

V : 酵素試料（ml）

T : 反応時間（分）

（i） 至適 pH

pH が 8.0～12.0 の間で 10.5 を中心に 5 点以上選び，pH を変え 2.2.5 の測定操作と同様に

---

* 酵素実験での検液は，共存するプロテアーゼの影響や微生物による汚染などを考慮し，使用するまで氷冷しておく．しかし，凍結は失活（酵素が活性を失うこと）するおそれがあるのでしてはいけない．

行う．この際，緩衝液の選択に注意する[*1]．

測定値より横軸に pH 値，縦軸に酵素活性（比活性）[*2] をとり，活性の極大値の pH を至適 pH とする．

（例）

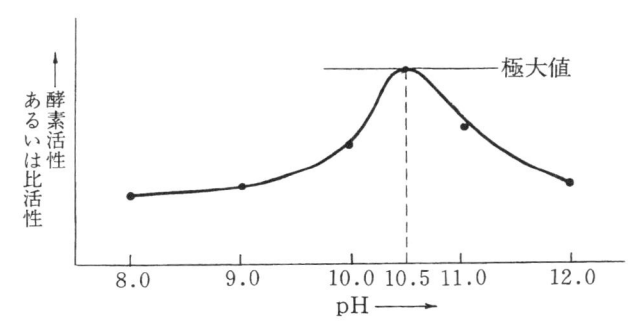

図2.9 至適 pH

(ii) 至適温度

(i) で求めた至適 pH に設定し，酵素反応の温度を 37 ℃ を中心に 10～60 ℃ の範囲内で5点以上選び，その他は 2.2.5 の測定操作と同様に行う．横軸に温度，縦軸に酵素活性をとり，(i) と同様に極大値を求め，至適温度とする．

(iii) K_m 値

(i) と (ii) で求めた至適 pH・温度で基質となる p-ニトロフェニルリン酸の濃度を変え[*3]，各々の酵素活性を測定する．これらの値を Lineweaver-Burk の逆数プロット[*4] を用いて作図する．

これは一次式にあてはまるので各測定点を最も近似した直線で結び，V_{max}，K_m 値を求める．極端に基質濃度の高い場合，基質が酵素反応を阻害するおそれもあるので，基質濃度の低い範囲で描かれる直線の延長線より V_{max}，K_m を求めるとよい．

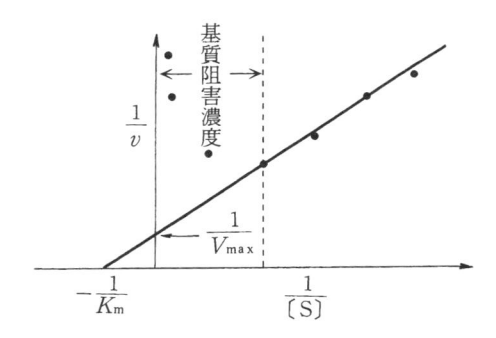

図2.10 Lineweaver-Burk の逆数プロットによる例

---

*1 2.1で述べた緩衝液の成分による酵素反応への影響をさける．たとえば，リン酸を含む緩衝液は反応系に共通する成分であるから使用できない．
*2 酵素活性をその酵素液に含まれるタンパク質量で割った相対活性単位（units/mg protein）
*3 至適条件の測定に用いた濃度よりも低い範囲．
*4 反応速度 v は酵素活性の値（または比活性の値），基質濃度〔S〕は mol 濃度で表す．

2.2.6 トリプシン阻害反応

(A) 大豆トリプシンインヒビターの作用

大豆にはトリプシンと特異的に結合することによって、酵素作用を阻害するタンパク質物質（トリプシンインヒビター）が存在している。トリプシン酵素が大豆抽出液（トリプシンインヒビター）の存在下でトリプシンの活性度を測定して阻害の割合（％）で判定する。

【試　薬】　① 0.1 M リン酸緩衝液（pH7.6）

② 5 w/v％トリクロル酢酸（ＴＣＡ）溶液

③ 1 w/v％トリプシン溶液：　トリプシン1g[*1]を0.1 M リン酸緩衝液（pH7.6）100 ml に溶解する。

④ 1 w/v％カゼイン溶液：　カゼイン1gを0.1 M リン酸緩衝液（pH7.6）100 ml に加温し完全に溶解する。

⑤ 大豆抽出液：　試料大豆に20倍量の水を加えて浸漬した後、ホモジナイザーにかけ大豆を磨砕する。

⑥ 内容物をビーカーに移し、1〜2時間攪拌した後、3000 rpm で20分間遠心分離する。

抽出液が濁っているときは濾過して、濾液を大豆抽出液とする。

【操　作】　① 10 ml 容遠心管に0.1 M リン酸緩衝液（pH7.6）0.6 ml と1％トリプシン溶液0.2 ml をとり、さらに対照の純水0.2 ml を加える。もう1本の遠心管には、純水の代わりに試験用大豆抽出液0.2 ml を加え、37℃の恒温水槽中に数分間保持する。

② 37℃の恒温水槽中に数分間保持しておいた1％カゼイン溶液2.0 ml を加え、時刻を記録する。

③ 37℃の恒温水槽中に20分間反応後、5％TCA 溶液3 ml を加え混合し酵素反応を停止させる。

④ ①とは別に空試験として、0.1 M リン酸緩衝液（pH7.6）0.8 ml、1％トリプシン溶液0.2 ml および5％TCA 溶液3 ml を遠心管にとる。

⑤ 遠心管に1％カゼイン溶液2.0 ml を加え、室温で30分間放置した後、それぞれの遠心管を3000 rpm で20分間遠心分離する。

⑥ 上清液について、280 nm の吸光度[*2]を測定する。

【計　算】

阻害率（％）＝（対照値－試験値）／（対照値－空試験値）×100

[*1]　ナカライテスク社のトリプシン（1:250）

[*2]　280nmは紫外線域であるため、紫外吸収が測定可能な分光光度計が必要である。無い場合はローリー法（**1.2.4（C）**参照）を用いて遊離アミノ酸量を測定する。

3 消化と吸収

3.1.1 アミラーゼ

　アミラーゼは唾液，膵液中に分泌される消化酵素の一つで，デンプン，グリコーゲンなどの多糖類を分解する酵素である．アミラーゼにはデンプンのα-1,4結合を任意に切断するα-アミラーゼと，デンプン分子を末端より分解し麦芽糖を生成するβ-アミラーゼと，同じく末端よりグルコースを生成するグルコアミラーゼがある．臨床的には唾液腺疾患や膵疾患の診断の指標となり，後者ではアミラーゼが血中および尿中に増加する．測定法には，酵素反応後に残存するデンプン量を調べるものと，生成した還元糖を測定する方法があり，ここでは後者の測定法で行う．

【原　理】　基質のデンプンと酵素を反応させたのち，生成する麦芽糖をアルカリ性でヨウ素反応させる．

　麦芽糖はヨウ素を還元してマルトビオン酸となり，ヨウ素をヨウ素イオンにする[*1]．残存ヨウ素量をチオ硫酸ナトリウム溶液で滴定し[*2]，ブランクとの差から麦芽糖と反応したヨウ素量を算出し，活性度とする．

【試　薬】　① デンプン基質溶液[*3]：　可溶性デンプン50gを精秤し，約100 mlの水を加え加熱しながら溶解し，水で200 mlに定容する．

② 0.2 Mリン酸塩緩衝液（pH 7.0）：　0.2 Mリン酸二ナトリウム（$Na_2HPO_4 \cdot 12H_2O$，分子量358）147 mlと0.2 Mリン酸一カリウム（KH_2PO_4，分子量136）153 mlを入れる[*4]．（pHメーターで調整）

③ 0.2 M塩化ナトリウム溶液：　NaCl 1.2 gを水で100 mlに定容する．

④ 1 N塩酸溶液：　濃HCl 10 mlを水で希釈して120 mlにする．

⑤ 0.1 Mヨウ素溶液：　ヨウ素（I_2）6.35 gを精秤し，KI 40 gを溶解した水200 mlを加えながら水で500 mlに定容する[*5]．

⑥ 0.1 M水酸化ナトリウム溶液：　NaOH 2 gを水で500 mlに定容する．

---

* 1　デンプン $\xrightarrow{\text{アミラーゼ}}$ 麦芽糖（$C_{11}H_{21}O_{10}CHO$）

　　　$C_{11}H_{21}O_{10}CHO + I_2 + 3NaOH \longrightarrow \underset{\text{マルトビオン酸ナトリウム}}{C_{11}H_{21}O_{10}COONa} + NaI + 2H_2O$

* 2　$I_2 + 2\underset{\text{チオ硫酸ナトリウム}}{Na_2S_2O_3} \longrightarrow Na_2S_4O_6 + 2NaI$

* 3　メーカーにより誤差が生じるので，同一メーカーのものを使用する．

* 4　7.0±0.1よりはずれるときは，0.1 N塩酸または0.1 N水酸化ナトリウムで補正する．

* 5　褐色瓶・冷蔵庫で1年間安定である．

⑦ 1 M硫酸溶液： 濃 H_2SO_4 を36倍とする．
⑧ 0.1 Mチオ硫酸ナトリウム溶液：チオ硫酸ナトリウム（$Na_2S_2O_3$）・$5H_2O$ 24.8 g を秤量し，水に溶かし1 Lに定容する．（標定を行い力価を求める）
⑨ 0.5％酵素溶液[*1]（ジアスターゼ，パンクレアチンなど）： 酵素製剤0.25 gを精秤し（活性に応じて量を決める），水で溶かし50 mlに定容する．

【操 作】

ステップ	試薬・検液	主検A	盲検B
予備加温	デンプン基質液（ml） 0.2 Mリン酸緩衝液（ml） 0.2 M NaCl水溶液（ml）	25.0 10.0 1.0	25.0 10.0 1.0
	37℃，5分間		
酵素反応	酵素液（ml）	1.0	——1)
	37℃，10分間 2)		
反応停止	1 N HCl（ml）	2.0	2.0
呈色反応	0.1 Mヨウ素溶液（ml） 0.1 M NaOH溶液（ml）	10.0 25.0	10.0 25.0
	室温で20分間放置 3)		
滴 定	1 M H_2SO_4 溶液（ml） 0.1 M $Na_2S_2O_3$ 溶液で滴定（ml）	5.0 A	5.0 B

注意 1) 盲検には，酵素液と1 N HClを加える順序を逆にする．
2) 酵素液を入れたときから，反応が停止するまで正確に行う．
3) 混和して放置する間は，栓をして暗所におく．

【計 算】 消化率は，基質デンプン量に対して生成麦芽糖量の百分率で算出する．

生成麦芽糖量(mg) ＝ 17.1 mg ×（$B-A$）ml × F

　　17.1 mg：0.1 M $Na_2S_2O_3$ 1 mlに相当する麦芽糖量
　　F：チオ硫酸ナトリウム溶液の力価

なお，アミラーゼの加水分解限度は75％であるので，75％を100％とする．使用デンプン量は500 mgである．

$$消化率(\%) = \frac{生成麦芽糖量(mg)}{500\ mg \times 0.75} \times 100$$

3.1.2 プロテアーゼ

プロテアーゼにはタンパク質分子を途中で加水分解するプロテナーゼ（endopeptidase）[*2]とペプチドの末端から切断しアミノ酸を生成するペプチダーゼ（exopeptidase）とに分類され，

[*1] 唾液を使用する場合は，0.2 M塩化ナトリウム溶液で10倍希釈する．
[*2] 酵素作用に選択性があり，タンパク質の酸性アミノ酸のカルボキシル基と芳香族アミノ酸のアミノ基のペプチド結合に作用し，切断する．

動物のあらゆる臓器に存在している．消化器系では胃からペプシン，膵臓からトリプシンやキモトリプシンが分泌され，タンパク質をペプチドやアミノ酸に分解する作用がある．ペプシン[*1]は胃液の塩酸の作用でペプシノーゲンが活性化した酵素であるため，pH 1.8という強酸性下で最もよく働く．一般にプロテアーゼ活性の測定法は，タンパク質の分解によって増加する遊離のアミノ基，カルボキシル基または非タンパク性窒素を定量する化学的方法と，タンパク質の分解による物理的変化（粘度法）を測定する方法がある．ここではペプシン活性を前者の方法で測定する．

【原　理】　市販の精製ペプシンを基質のカゼインに各種条件下で作用させ，分解物中のチロシン，トリプトファンなどの芳香族アミノ酸をフェノール法[*2]で定量して，酵素活性を調べる．

【試　薬】　① 1％ペプシン溶液： 0.06 N HClにペプシンを溶解する．
　　　　　② 1％カゼイン基質液： カゼイン1gを0.06 N HClで溶解し，100 mlに定容する．
　　　　　③ 4％トリクロル酢酸溶液： トリクロル酢酸（TCA）40gを水で溶解し，1Lとする．
　　　　　④ 2％炭酸ナトリウム溶液： 2gのNa_2CO_3を0.1 N NaOH 98 mlに溶解する．
　　　　　⑤ 0.5％硫酸銅の1％クエン酸ナトリウム溶液．
　　　　　⑥ アルカリ性銅液： 使用前に④と⑤の試薬を50：1の割合で混和する．
　　　　　⑦ フェノール試薬[*3]
　　　　　⑧ チロシン標準液（検量線作成用）： チロシン9.1 mgを0.5％ホルマリンの0.06 N 塩酸溶液で100 mlに定容（チロシン M.W. 181.19として0.5 $\mu mol/ml$）し，0.1～

【操　作】

ステップ	試薬・検液	主検	盲検
予備加温	1％カゼイン基質液（ml）	1.0 37℃，5分間	1.0
酵素反応[1)]	1％ペプシン溶液（ml） （37℃で保温）	1.0 混和 37℃	— — —
反応停止	4％トリクロル酢酸溶液（ml）	2.0 氷冷後遠心分離または濾過	2.0 1.0
呈色反応	上澄液を10倍希釈したもの（ml） アルカリ性銅液（ml）	1.0 5.0 20分間放置	1.0 5.0
	フェノール試薬[2)]（ml）	0.5 30分間放置	0.5
吸光度測定	660 nmまたは750 nm[3)]	E_A	E_B

---
* 1　臨床的には，胃液ペプシンの分泌測定に用いられている．
* 2　原理はチロシンとトリプトファンによるリンモリブデン酸の還元に基づく比色分析．
* 3　和光純薬より市販され，使用前に水で希釈し用いる．これはタングステン酸ナトリウムとモリブデン酸ナトリウムをリン酸と塩酸に溶解したもの．

～0.5 μmol/ml に希釈する*1.

[注意] 1) 活性は長時間直線的に上昇するので反応時間は任意にとる.
2) フェノール試薬を入れたらすぐにタッチミキサーで撹拌する.
3) 濃度が高い場合は 750 nm で測定する.

【チロシン検量線の作成】 0.1～0.5 μmol/ml の濃度のチロシン標準液を呈色反応にしたがって同様に操作し，吸光度を測定する.

【計 算】[*2] 1 mg のペプシンにより 1 分間で生成したチロシン量として表す.

$$活性度 = A \times 4 \times \frac{1}{0.01} \times 1000 \times \frac{1}{10} \times \frac{1}{B} \quad (\mu g/mg/min)$$

A：検量線からのチロシン濃度（主検－盲検の値）
B：反応時間（分）

3.1.3 リパーゼ

リパーゼは，胃液，膵液などの消化液に含まれ，脂肪を加水分解する酵素である．一般に脂肪のエステル結合を加水分解する酵素をエステラーゼとよぶが，その中で特に脂肪酸とグリセリンとにのみ作用する酵素をリパーゼといっている．

脂肪の人工消化試験では，脂肪にリパーゼを作用させ，生じた脂肪酸を定量して人工消化率を求める．生体の消化管内では，脂肪はそのままコロイド状の脂肪球の状態でも吸収されるので，人工消化の加水分解率だけでその消化吸収を判定することは難しいが，総合的な評価のための資料として比較することができる．

また，リパーゼ活性度を調べることもできる.

【原 理】 極性の全く異なる脂肪の基質にリパーゼを作用させるには，あらかじめ脂肪を乳化分散させて両者の接触をよくする．酵素反応をさせたのち，遊離した脂肪酸量を中和滴定法で測定する．人工消化率を算出するには，脂肪試料のけん化価，酸価をも測定する．

【試 薬】 ① 2% リパーゼまたはパンクレアチン溶液*3：酵素製剤 1g を精秤し，水に溶かして 50 ml に定容する.
② アンモニア・塩化アンモニア緩衝液（pH 9.2）： 1 M アンモニア水 66 ml と 1 M 塩化アンモニア溶液 34 ml を混和する*4.
③ 2% 塩化カルシウム溶液： $CaCl_2$ 2g を水に溶かして 100 ml に定容する.
④ 乳化剤液： ポリビニルアルコール（ポパール 117）10 g を水に溶かして 500 ml とする*5.

---

*1 0.5% ホルマリン/0.06 N HCl 溶液を用いる.
*2 成人のペプシン分泌量は 80～200 mg チロシン/hr である.
*3 市販品を入手する.
*4 28% NH_4OH 1.85 ml を 100 ml とする． NH_4Cl 5.35 g を 100 ml とする.
*5 溶解時に温めるとよく溶ける.

⑤ エーテル・エチルアルコール（2：1）混液
⑥ 1％フェノールフタレイン溶液
⑦ 0.05 M 水酸化カリウム・エチルアルコール溶液：水酸化カリウム 1.4 g を少量の水に溶かし，エチルアルコールを用いて 500 ml とする（標定を行い，F 力価を求める）．
⑧ オリーブ油

【操　作】

ステップ	試薬・検体	主検	盲検
予備加温・混和	脂肪検体量（g）	2.0	2.0
	乳化剤液（ml）	10	10
	緩衝液（ml）（pH 9.2）	2	2
	塩化カルシウム溶液（ml）	1	1
		37℃，5分間	
酵素反応	2％酵素液（ml）（37℃で保温）	10.0	10.0
		混和	—
		37℃，120分間	—
反応停止	エーテル・アルコール混液（ml）	20	20
中和滴定	フェノールフタレイン溶液	3〜4滴滴加	
	0.05 M KOH・アルコール溶液（ml）	A	B

【計　算】

リパーゼの活性度は脂肪の加水分解度が 24％ を 1 リパーゼ単位とする．酵素製剤 1 mg 当たりのリパーゼ単位の 10 倍値をリパーゼ価とする．

けん化価（加水分解率）は，油脂 1 g を完全にけん化し，脂肪酸とグリセリンにしたときの KOH の mg 数で表し，185.5 となる．

脂肪検体量の理論けん化に要する KOH 量
$$185.5 \text{ mg} \times 2.0 = 371 \text{ mg}$$
0.05 M KOH 溶液 1 ml は 2.805 mg である．

$$\text{オリーブ油・けん化価} = \frac{2.805 \times \text{KOH}(F) \times (A-B)}{371} \times 100$$

$$\text{リパーゼ単位} = \frac{\text{けん化価}}{24}$$

2％ リパーゼ 1 ml は 0.02 g，　リパーゼ価* $= \dfrac{\text{リパーゼ単位}}{0.02 \text{ g}}$

＊　市販品のリパーゼ価は 40〜70 である．

3.1.4 腸管からのキシロースの吸収

ペントースであるキシロースは，多糖類の構成成分として多くの動植物組織中に存在する．D-キシロースの性質の一つに，甘味を有するが吸収ののち体内でほとんど利用されないことがあり，糖尿病患者用糖質として利用される．

臨床検査ではこの D-キシロースを，小腸上部（空腸）からの吸収機能を調べる目的に用いる．すなわち，D-キシロースは，グルコースと競合してゆっくり吸収されても全く代謝されない．また，腎臓でも再吸収されることなく尿中への排泄量が一定[*1]しているという特異性をもっている．ここでは，起床後，すぐ排尿してから，D-キシロースを経口投与し，尿中に排泄される D-キシロースの経時的変化と腸管の吸収能について調べる[*2]．

【原　理】 D-キシロースは，酸性溶液中で加熱すると脱水反応を起こして，フルフラールを生じる．フルフラールは p-ブロモアニリンと縮合してピンク（紅）色の錯体をつくる．この色調を比色定量する．

【試　薬】　① p-ブロモアニリン試薬：チオ尿素 2 g で飽和させた氷酢酸に，10 g の p-ブロモアニリンを溶解させ，酢酸を加えて 500 ml とする．よく振とう混和させたのち上澄液だけを用いる．

② D-キシロース標準溶液：D-キシロース結晶（特級）100 mg に水を加えて，1,000 ml とする（0.1 mg/ml）．

【操　作】　検体尿，D-キシロース標準液，盲検液について次のように操作する．

ステップ	検体尿	標準液	検体尿盲検	標準液盲検
50 倍希釈尿（ml）	1.0	—	1.0	—
標準液（ml）	—	1.0	—	1.0
p-ブロモアニリン試薬（ml）	5.0	5.0	5.0	5.0
反　応	70 ℃，10 分間		—	—
冷却・発色	60 分間，暗所放置		—	—
吸光度測定（540 nm）	E	E'	E_0	E'_0

[*1] 健康者では，およそ 60〜70 % が吸収され，吸収された場合の 50〜60 % は尿中に排泄される．
[*2] D-キシロース 5 g を 250 ml の水に溶解した溶液を飲ませる．5 時間にわたって 1 時間ごとの尿量を記録する．

【計　算】 D-キシロース標準液の濃度は $0.1\,\mathrm{mg/m}l$ であり，検体尿の容量 $U\,\mathrm{m}l$，希釈倍数を V とし，尿中キシロース量（mg/時）は次式により算出する．

$$\text{尿中キシロース量（mg/時）} = \frac{E-E_0}{E'-E'_0} \times 0.1 \times U \times V$$

経口摂取した 5g の D-キシロースに対して，検査[*1]した時間内に排泄された D-キシロースの百分率を求めるには，次式により算出する[*2]．

$$\frac{\text{尿中 }D\text{-キシロース量（g）}}{\text{投与 }D\text{-キシロース量（g）}} \times 100\,\text{（\%）}$$

---

*1　尿に排泄される D-キシロース量を経時的にグラフに示してその傾向を調べるとよい．
*2　基準値は約 30% 以上となる．

4 動物の解剖

4.1 動物実験

4.1.1 動物実験

　栄養学実験では，食物中の栄養素の効果の最終的な結論を，ヒトからえるのが理想的である．しかし，実際には人体実験を行うには，期間，施設，生活条件などに制約もあり，簡単ではない．
　唾液，汗，尿，糞などは採取可能であるが，これらも大変な場合が多い．
　そこで生理的にヒトに近い小動物を用いて，成長実験，消化吸収率実験，各栄養素の出納実験，組織における代謝実験などが行われている．
　ヒトまたは生物を対象とする実験ではヘルシンキ宣言（p.155参照）に則って実施することが基本である．
　動物実験に用いる小動物の種類は実験の目的によって異なる．一般に白ネズミ（ラット，ラッテ）は栄養実験，出納実験，マウスは毒性実験（LD_{50}），モルモットはビタミンC欠乏実験，ウサギは栄養実験などに使われている*．このうち，白ネズミは各種の栄養実験の検体動物に最も広く用いられている．
　このように動物実験の大きな特徴は，ヒトでは不可能で多様な条件を予想して実験ができることである．しかし，実験動物を精巧な測定器とするならば，細心の注意を払わなければならない．それは，飼育環境などの一定条件が長期間にわたって維持する体制が絶えず必要となるからである．そこで学生実験の中で動物実験を取り入れる場合，まず初歩的な成長試験から行い，動物飼育を通して栄養の概念を理解するだけでも大きな意義がある．また飼育したのち，動物を解剖することによってその組織や臓器などを観察し，さらに栄養生理・生化学実験の材料として各種の実験に活用できる．

4.1.2 白ネズミについて

　白ネズミはラット（Rat），あるいは古くから大黒ネズミとも呼称されてネズミ亜科のクマネズミ属に属する動物である．これは比較的おとなしく，全身が白い毛でおおわれ，眼が赤く，扱い方によりよく慣れる．しかし，大きくなると鋭い歯でかむことがあるので注意を要する．

---

* その他サル，ニワトリ，イヌ，ネコ，ハムスターなども用いる．

白ネズミの種類には，いくつかの系統*1がある．ウイスター系，ウイスター・今道系，フィッシャー系，ドンリュウ系，スプラウ・ドウリー系（S.D.系と略す）などである．しかし，市販の多くは雑種である*2．これは同じ実験条件に対して必ずしも同じ反応を示すとは限らない．そのため実験目的により系統，性別を選び，同腹*3のものを使う場合もある．

白ネズミは，生後約14～17日目で目が開き，16日目頃から毛が生え始め餌も食べ始める．離乳は2～3週間目で，母親から離すことができる．寿命は約3年位である．生まれたときの体重は5～7g程度であるが，その後の発育は飼料の質と量，飼育環境，雌雄別などによっても異なる．しかし，普通100日位までは直線的に体重が増加し，それ以後は発育がゆるやかになる．200日以後の体重はあまり増加しない．したがって，体重増加によって判定する栄養実験では，発育期の生後30日から100日位までの期間に実験を完了させるような計画をたてる（図4.1）．

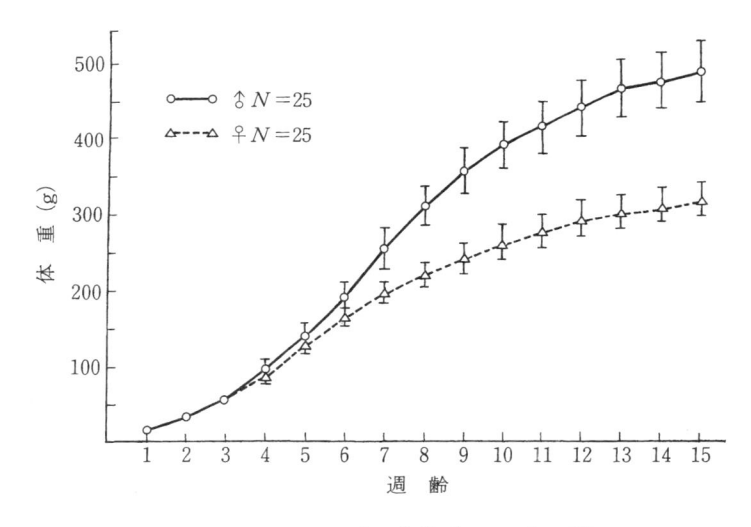

図4.1　白ネズミの成長曲線（ウイスター系）

まず，白ネズミはウイスター系またはS.D.系の体重50～60g（4週齢程度）*4 の雄を購入し*5，必ず試験飼料を用いて3～7日間予備飼育*6する．順応させて体重などの個体差を観察する．そして体重の平均やバラツキをできるだけ同じになるように群分けを行い本実験を始める．統計処理をする場合は，1グループ4～6匹あるいは10匹以上を用いて行う．

---

* 1　特殊な系統では，自然に高血圧になるSHR（ウイスター系より分離）もある．
* 2　卒業研究実験や研究では，注意して純系のものを入手する．
* 3　同じ親から同時に生まれたもの．
* 4　雄の方が雌より成長速度が速い（図4.1参照）．
* 5　実験計画に合わせて開始数週間前に注文するようにする．
* 6　環境に慣れさせるために必要な飼育期間のこと．

4.1.3 飼育管理方法

(A) 飼育方法

ⅰ) 飼育環境

飼育室の環境条件（温度，湿度，光など）が重要である．温度は 18～25 ℃，湿度は 40～60 ％で，直射日光をさけ，静かな場所で飼育する．また，常に清潔にしておく．自記温湿度計で常時記録をとるとよい．飼育室が整備されていない場合は，比較的気候の安定な 5 月，10 月に飼育実験ができる．温度の管理は十分に注意する必要がある．

生体機能は光すなわち昼夜により規則的なリズムとなって変動するので，照明，時間などの点で自然の昼夜の状態になるよう気をつける．人工照明のほうが条件をコントロールするうえで管理しやすい．一般に，午前 7 時から午後 7 時までを明期とする明暗周期が用いられている．臭気は，白ネズミ（自身）から発生するものと，糞尿[*1]からのものとがあるので十分換気に気をつける．

ⅱ) 飼育ケージ

飼育ケージは，金属製（アルミ製，ステンレス製）が多く用いられている．ケージには給餌器がぶら下げられた型（固形，だんご状飼料用）のものとケージ床上に置かれた型（粉末飼料用）のものが広く用いられている．ケージは 26×20×18 cm が一般的であり，個別に飼うのがよい．集団飼育ではボスが発生したり，傷つけたりし，摂取量や成長に差が生じることがある．

ケージは，カゴの下に敷紙を二，三枚重ねて糞尿の排泄物を取ることができる．敷紙は毎日新しいものと交換する[*2]．糞や尿の採取を目的とする代謝実験（出納実験）などは，代謝ケージで飼育する．これは，糞尿が飼料や飲料水と混ざらずに分離して採取できる装置である（図 4.2）．

ⅲ) 飲料水の与え方

飲料水は，一般的には水道水を使うが，無機質に関する実験では蒸留水や脱塩水を用いる．給水瓶は毎日交換し新鮮な水を与える．飲み口は常に清潔にしておく．

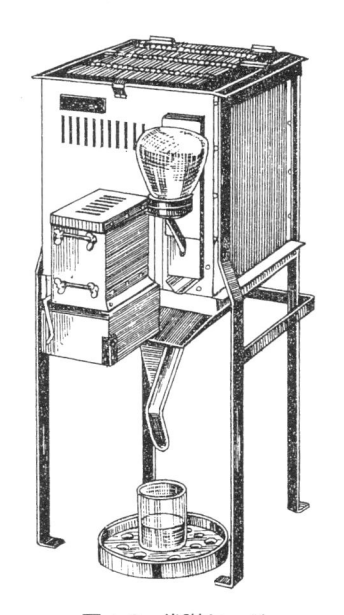

図 4.2 代謝ケージ

ⅳ) 体重測定の方法

体重測定は，白ネズミとのスキンシップや状態を知るためにも 2～3 日ごとに行う方がよい．

[*1] 排泄物の尿素が分解してアンモニアを発生する．
[*2] 新聞紙を用い二重にして金網に合わせる．

白ネズミは恐怖感やショック[*1]を与えないようにやさしく取り扱うことが大切である．とくに指先を動物の鼻先にちらつかせることのないよう注意する．慣れないうちは軍手をはめて素早くつかむとよい．つかみ方は，前頭部を手前にして上からおおうように手を広げて指を腹にまわしてつかみ上げる．できるだけ背中をなでながら落ち着かせ，白ネズミが不安がって暴れることのないようにする．どのような時でも，尾をもってぶら下げたりしないようにする．

体重計は，1g単位で読みとれるものを使う[*2]．落ち着かせて1〜2秒間静止した目盛りを読みとる．測定中に糞尿の排泄もあるので注意して扱う．

(B) 飼料の調製と与え方

i) 飼料の調製法

飼料は市販の白ネズミ飼育用[*3]の飼料または栄養出納実験などの場合は，実験に応じて試験用飼料を調製する[*4]．

① 糖質給源として各種精製デンプン，デキストリン，サッカロース，グルコースまたはこれらの混合物が用いられる．

② タンパク質給源として精製カゼイン，全卵粉，肉粉，脱脂大豆，ゼラチン[*5]，ツェイン[*6]，グルテンなどがある．厳密には飼料ごとに，タンパク質の窒素含有量をケルダール法で定量しておく必要がある．

③ 脂質給源[*7]として大豆油，オリーブ油，綿実油，サラダ油など植物油が用いられる．目的によってはラード，無塩バターをも用いる．

④ 無機質給源としてマッカラム混合塩，ハーパー混合塩を調製するか，市販の白ネズミ飼料用混合塩を用いる．実験者が調製するときは，湿度の少ない日を選び，吸湿しないよう手早く十分に乳鉢で混ぜる[*8]．吸湿したらデシケーターに入れて乾燥させる（**表4.1**）．

表4.1 塩類混合組成（ハーパー）(100 g)

原　　料	配合量(g)	原　　料	配合量(g)
$CaCO_3$	29.29	$CuSO_4 \cdot 5H_2O$	0.156
$CaHPO_4 \cdot 2H_2O$	0.43	$MnSO_4 \cdot 5H_2O$	0.121
KH_2PO_4	34.31	$ZnCl_2$	0.02
NaCl	25.06	KI	0.0005
$MgSO_4 \cdot 7H_2O$	9.98	$(NH_4)_6Mo_7O_{24} \cdot 4H_2O$	0.0025
$Fe(C_6H_5O_7) \cdot 6H_2O$	0.624		

---

*1　瞬間的な高い音（落下物や衝突物など），大声などは発しない．
*2　動物秤が市販されている．
*3　市販飼料には，固型，粉末とがある．原料配合の割合の詳細はない．
*4　調製量は1回に2kgまでとし，汚染しないよう保存に注意する．
*5　ゼラチンはトリプトファンと含硫アミノ酸が不足している．
*6　ツェインはリジンとトリプトファンが不足している．
*7　ロットによって脂肪酸組成などに差があるので，同一ロットナンバーのものをそろえる．
*8　塩類の混合操作は，組成割合の少ないものから順に混ぜる．特級または局方規格の粉末のものを購入すること．

⑤ ビタミン給源としてハーパーのビタミン混合製剤を調製するか，市販の保健薬の総合ビタミン剤の粉末状のものを用いる（**表 4.2**）．

表 4.2 ビタミン混合組成（ハーパー）（100 g）

ビタミン	配合量（mg）	ビタミン	配合量（mg）
B_1 塩酸塩	0.5	A	400(I.U.)
B_2	0.5	D	200(I.U.)
B_6 塩酸塩	0.25	E	1.43(I.U.)
ニコチン酸	2.5	K	0.051
パントテン酸 Ca	2.0	イノシトール	10.0
葉酸	0.017	C	5.0
ビオチン	0.085	塩化コリン	150.0
B_{12}	1.7		

飼料の標準的な配合レベルは，糖質を 65〜78％ の割合で配合して，エネルギー量を調整するのに繊維素＊を用いる．繊維素を 2〜5％ 添加する方が窒素出納実験などで糞窒素排泄量の変動を少なくするためにも有効である．

タンパク質は，10〜20％ の割合が一般的であるが，用いる種類によって異なる．カゼインを用いる場合，18％ 前後の配合が正常な発育曲線を示し，他のタンパク質との比較対照として標準レベルにすることができる．脂質は，5〜10％ の割合である．実験によっては，原料中の脂肪酸組成を考慮する必要がある．無機質類は，混合組成にもよるが 4〜5％ 用いる．ビタミン類は，0.5〜1％ の割合で用いられる．

標準飼料は，最適飼料（optimal diet）とは異なり，動物の栄養必要量（nutritional requirement）を満たして十分な成長，繁殖が行われるものである．動物の成長の早いことは実験対象としても有利であり，また，繁殖能力は生物にとって本質的に重要な能力であるので，これらを指標にして飼料効果が判定されている．

動物の栄養必要量は，性，年齢，系統，妊娠，授乳などによって異なるし，また，飼料環境（温度，湿度や無菌動物か否かなど）によっても変化するが，ここでは米国国立栄養研究所（American Institute of Nutrition，略して AIN）から発表された，普通の環境下で飼育される白ネズミあるいはマウス（conventional rat and mice）を用いる栄養研究のための標準精製飼料（1977）を紹介する．この標準飼料は，米国科学アカデミー国家研究会議（National Academy of Science, National Research Council，略して NAS-NRC）より発表された白ネズミの栄養必要量（1972）を基礎にして，白ネズミが生後 1 年間，成長，妊娠，授乳などを順調に行うことを指標として，AIN がその組成を新たに決めたものである．AIN-76 精製飼料と略称している．1993 年に AIN-93 G（成長，妊娠，授乳期用），AIN-93 M（維持用）が発表された．

＊ 飼料用セルロース粉末，沪紙粉末（40 メッシュ）が市販されている．

現在，栄養学実験ではAIN-93 G*1の精製飼料が多く用いられている（**表4.3**）．

表4.3 AIN-93G 精製飼料組成

	g/100g
コーンスターチ	39.7486
カゼイン	20.0
α－コーンスターチ	13.2
シュークロース	10.0
大豆油	7.0
セルロースパウダー	5.0
ミネラル混合	3.5
ビタミン混合	1.0
L－シスチン	0.3
重酒石酸コリン	0.25
第三ブチルヒドロキノン	0.0014

（オリエンタル酵母改変）

ⅱ）飼料の与え方

実験中の飼料投与量は，1日当たりおよそ体重の15～20％である．投与時刻は，毎日の体重測定の後に行うが，正午頃から午後4時頃まではおとなしくて測定もやりやすい．できるだけ一定の時刻に行うようにする．

実験飼料の与え方には，いくつかあるが実験の目的によってそれぞれ異なる．たとえば，

① 自由摂取法： 実験動物が食べ残すように十分な飼料を与える方法である．毎日の飼料の投与量と残渣量を記録しておくと，後で飼料の摂取量が算出できる．成長実験，出納実験などによく使われる．

② 制限摂取法： 飼料を食べ残さないように制限して与える方法である．制限投与食量は体重の10％程度が基準である．

③ 並行摂取法： 飼料を自由投与グループに自由に食べさせその摂取量を算出し，それと比較対照グループには摂取した量だけ投与する方法である．②の方法に順じている．摂取量を同量にして飼料の効果を比較できる方法である．

④ 強制摂取法*2： 飼料を確実に投与するために，ゾンデによる経口投与法や，その他ブドウ糖やアミノ酸などを皮下，筋肉，血管などの注射によって注入する方法などがある．医学，薬学で多用される．

4.1.4 白ネズミの解剖

（A） 麻酔およびと殺方法

実験動物の解剖は実験中に動物が死亡した場合に，その死因を検討するため，または，実験終了後に各臓器・組織中の栄養成分や中間代謝生成物，酵素活性などを検査するために行う．死亡した動物の場合は，内臓組織の自己分解により腐敗を起こすので，すぐに解剖する必要がある．生存中の動物の場合は，まず麻酔の処置をしてから行うのが望ましい．一般によく用い

---

*1 AIN（American Institute of Nutrition）による1993年発表の栄養実験用　試料配合およびビタミン，ミネラル混合．
*2 液状にした飼料やその他添加物を直接胃に入れるときに行う．技術と熟練を要する．

られているのがネンブタール腹腔内注射やエーテル麻酔法[*1]である．

その他のと殺方法には，断頭法，凍結法などがある．学生実験などでは，初心者にも抵抗感が少ないのでエーテル麻酔がよく用いられている．と殺するとき，できるだけ苦痛や不安を与えず短時間で殺処分できるのが望ましい．

実験動物は前日より絶食させておくと消化管の内容物が少なく，臭気も少なくて解剖もやりやすい．

動物実験はふた付きガラス円筒やデシケータの中にエーテルを浸み込ませた脱脂綿を入れてしばらく（5〜6分間）おく．エーテルが容器内に充満したらラットを素早く入れ，ふたをする．自力で立てない麻酔状態[*2]となる．麻酔状態が進むと呼吸は荒々しく大きくなり，また呼吸数が少なくなる．このような状態でも，心臓は搏動しており，それぞれの臓器がよく観察できる．

(B) 採血方法

実験動物の血液成分を分析するには，飼育途中やと殺後に採血したものを用いて行う．

動物を飼育後に殺して多量採血（5〜15 ml）する場合，飼育期間中に少量（0.3〜1 ml）ずつ適当な間隔で採血する場合がある．

ⅰ) 多量採血

① 心臓採血法： 麻酔処置したのち，動物を仰臥位に固定して開胸し，心臓がまだ搏動している状態で1/1〜1/2 mmの注射針をつけた注射筒で右心室より採血する．できるだけ心臓の動きに合わせてゆっくり採血する．慣れれば開胸せずに直接外部からも採血できる．

② 頸静脈採血法： 麻酔処置したのち，動物を仰臥位に固定して，鎖骨部周辺の皮ふをハサミでうすく切りとる．浮き上がっている鎖骨下頸静脈に1/2〜1/3 mmの注射針をつけた注射筒で血流に合わせて採血する．

ⅱ) 少量採血

少量採血するには，尾静脈採血法，眼静脈採血法などがあるので成書を参考にする．なお，採血時の溶血をできるだけ少なくするために採血用の注射筒や採血後に血液を移す試験管は，プラスチック製のものを用いる．凝固防止剤[*3]を加えると血液の凝固が防げる．

血漿の分離： 凝固防止剤を入れた血液を1,500回転，10分間遠心分離し，上澄部分をパスツールピペットで採取する．

血清の分離： 血液を凝固防止剤を加えずに試験管にとり，室温または冷所に30〜60分間放置したのち，細いガラス棒で血餅を除去し，2,000回転，5〜10分間遠心分離し上澄をとる．

[*1] クロロホルムでもよい．

[*2] 麻酔が不十分だと途中目をさまし暴れる．実験者もエーテルには気をつける．

[*3] 一般にヘパリンを注射筒にコーティングまたは少量（血液5 ml 当たり0.5〜1 mg）含ませるとよい．また，実験目的によっては，クエン酸ナトリウムをあらかじめ試験管に血液5 ml 当たり25〜35 mg 程度入れておく．分析項目によっては，使用できないものも多いので成書を参照されたい．

（C） 解剖方法および観察

実験動物を解剖するにあたって，必要な器具類を準備すると同時に実験者の気持も整えておくことが最も大切である．

ⅰ）手　順

① 実験台には新聞紙を大きく広げ，解剖台に白紙または脱脂綿を敷き，その上に麻酔した動物を仰臥位にして，口にはエーテルを浸み込ませた脱脂綿を軽くのせ，四肢を広げて虫ピンで留めて強く固定する．

② 腹部の皮ふをピンセットでつまみ上げて，ハサミで生殖器の前方より胸部に向かって正中線に沿って切る．

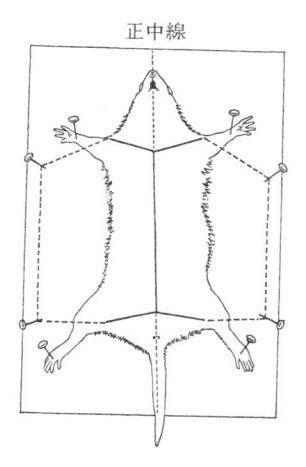

図4.3　皮ふの切り方

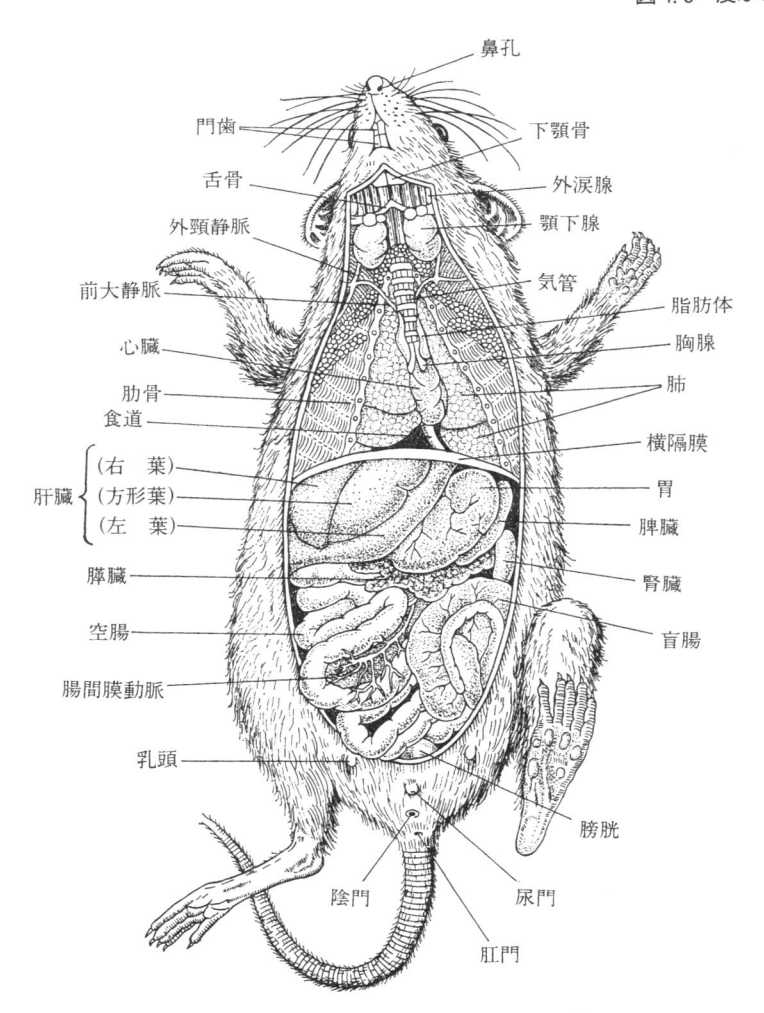

図4.4　白ネズミの胸腹部内臓解剖図（雌）

③ 下あごの先端まで切ったら，そこで左右にハサミを入れ皮ふを両側に広げて虫ピンでさらに留めて固定する．そして，筋肉をピンセットで引っ張り内臓から離してハサミで切り開く．

④ 横隔膜を肋骨から切り離し，これの左右両側を切り取る．この状態で内臓の位置，色，形状などが観察される．ここで解剖図を描いたり，写真撮影するのもよい．

⑤ 搏動する心臓をつまみ出して搏動の状態を観察したのち，動静脈を切り離し出血を脱脂綿でぬぐいとり[*1]，心臓の重量をはかる．臓器の血液は生理食塩水で洗ったのち，沪紙で水分を除く．

⑥ 肺は気管とともに取り出す．このとき気管の後側に沿っている食道を傷つけないようにし，肺の重量をはかる．

⑦ 横隔膜の下に数個の小片に分かれた赤褐色の肝臓を取り出し，重量をはかる．

⑧ 食道をのどの近くで切り取り，胃，小腸，盲腸[*2]，大腸を引き出し肛門付近で切る．途中で切れないように，腸間膜をきれいに取り除き消化器の長さをはかる．

⑨ 胃の裏側に赤紫色のバナナ状をした脾臓を取り出し重量をはかる．

⑩ 膵臓を取り出す．膵臓はやや淡桃色をおびているのでよく確認する．これは無定形なので，きれいに取り出すことは難しく脂肪塊と間違えやすいので注意する．

⑪ 腎臓を尿管，膀胱と切り離す．暗赤褐色をしているそら豆の形をした腎臓の重量をはかる[*3]．

⑫ 泌尿生殖器管を観察する．

重量をはかった臓器や消化器は，適当にメスを入れて内部の構造をよく観察したり生理・生化学的な実験材料に用いる．

肝臓はもっとも栄養に関係深い組織として，しばしば分析に利用される．

栄養素のバランスが悪い飼料では，肝臓に脂肪がたまったり肝臓肥大を起こしたりする．また腎臓にカルシウムやリンなどが蓄積して腎臓肥大を起こす場合もある．このようなときは，臓器の重量は大きくなる．臓器の発育が悪かったり，萎縮などの場合は臓器の重量は軽い．体重100g当たりの臓器重量で比較する方法もある．このように内臓の状態は，色や形，壊死の有無を比較することによって肉眼的にも判定できる．

解剖が終了したら，解剖検体，組織や臓器などは屠体業者に依頼あるいは紙に包んで焼却場でていねいに火葬する．解剖器具類は，煮沸し

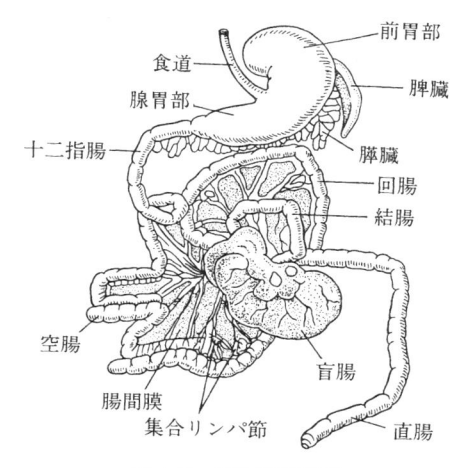

図 4.5 消化器系統図

[*1] 血液が凝固してゼリー状に固まるのを防ぐ．重量をはかる臓器は，軽く血液をぬぐいとること．
[*2] 消化器系統の中で盲腸が比較的大きいのが特徴である．
[*3] あわ粒ほどの大きさの副腎にも注意する．

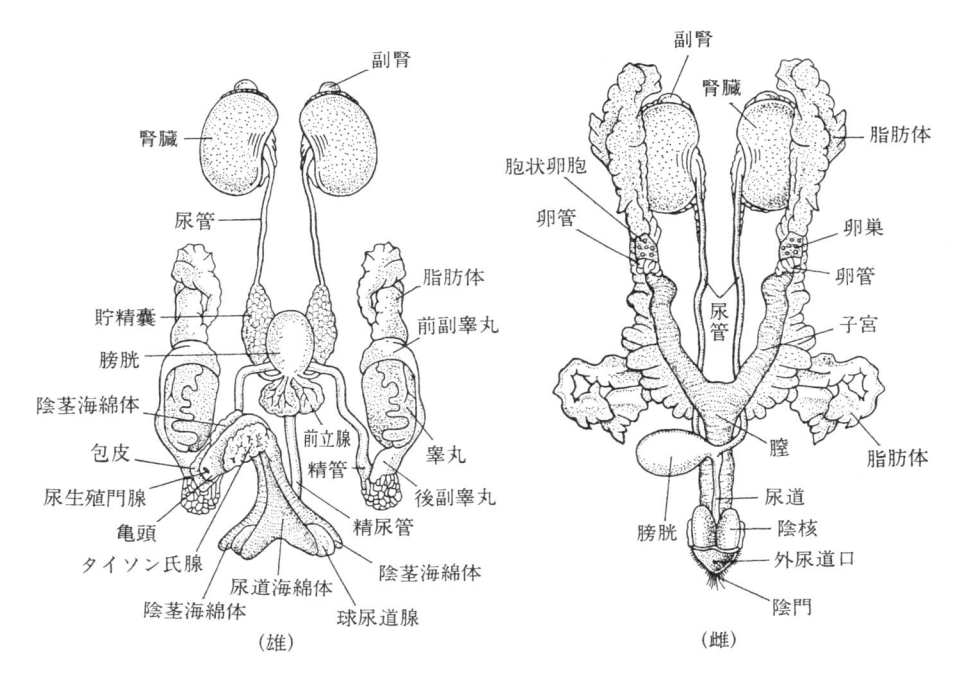

図 4.6 白ネズミの雌雄泌尿・生殖器系統図

よく洗ってかわかしたのち，マシンオイルをうすく塗って保管する．なお，実験台の清拭には十分気をつけ，手指はクレゾール石けん液などで消毒する．

4.1.5 飼料の栄養評価

動物実験で，糖質，タンパク質，脂質，無機質，ビタミンの栄養素に関する実験を行う場合，ある一定期間連続して目的に沿った試験飼料を与える．

飼料中の栄養素ならびにその組成の評価は，その利用効果で判定する．各栄養素が，動物の体重の維持および増加に関係するか調べる．しかし，必ずしも体重変化が，各種の生理的機能と一致しない場合もある．

利用効率以外には，血液・尿成分や酵素活性による方法もある．

(A) 出納試験

栄養素の摂取量と排出量を測定し，その摂取量が不足しているかどうか，平衡維持量はどのくらいかを調べる試験を出納試験（balance test）と称している．

食品中の栄養素はすべて100％利用されるわけではなく，食品の種類および栄養素の種類によって異なるものである．栄養素の種類によって，それぞれがどれだけ消化吸収されたか（消化，吸収量を分離して測定することはできない），どれだけ体内に保留されたかを知るためには，まず出納試験によって消化吸収の割合，体内保留の割合などを求めることである．

そこで信頼性のある成績を求めるには，かなりの期間，連続して出納をみる必要がある．出納試験の主要目的は前記のように出納量を測定することであり，栄養素の評価あるいはヒト，動物の栄養素要求量推定のための有効な手段として今日，なお用いられているものである．

【方　法】　この実験では，数匹の白ネズミを飼育ケージに一匹ずつ入れる[*1]．あらかじめ飼料の成分を分析しておき，これを毎日一定量投与する．4〜5日間の予備飼育ののち，10〜15日間飼育する．糞尿は，毎日一定時刻に体重を測定したのち，糞受けの糞をピンセットで集める．

ついで，スプレー器でケージ全体に純水をスプレーして金網に付着している尿を洗い落とし，下の尿受け用のビーカーに流し込む．さらに尿受け用の漏斗も純水をスプレーして洗い流し洗液をビーカーに集め，これを適当に希釈し尿試料にする．

なお，すぐに希釈しない場合は，尿中のアンモニアの発散を防ぐため，10%酢酸[*2]を約3 ml と，防腐のためにトルエンを1〜2滴加えておくとよい．

糞は毎日採取し，-20℃で保存する．出納実験終了後，希塩酸[*3]をスプレーして60℃前後の乾燥器で数時間乾燥する．

また，脂質の分析の場合は，メタノールなどに浸漬しておくとよい．乾燥した糞は乳鉢で磨砕してふるいにかけ均一にし，その一部を分析に供する．分析法は一般成分法に準じて行う．

　i）　みかけの消化吸収量および率の測定

消化吸収量とは摂取食品中の，ある栄養成分量から糞便中に排泄されたその成分量を不吸収分と見なして差引き，残りを吸収された量として求める．この吸収量が摂取量の何%に当たるか計算したものが消化吸収率である．

すなわち，

　　　　摂取量－糞中排泄量＝吸収量

　　　　吸収量÷摂取量×100＝消化吸収率（%）

ところで，糞便は食物中の不消化物質が大部分であるが，そのほかに消化液，消化管粘膜の細胞，腸内微生物などのいわゆる内因性成分を含んでいる．

たとえば，無タンパク質（無窒素）食を与えても，糞中になにがしかの窒素を排泄するし，無脂肪食でもエーテル可溶性物質すなわち粗脂肪を排泄する．このような食物に由来しない窒素や脂質を内因性窒素あるいは脂質とよんでいる．

前記の消化吸収率は上述の事がらをふまえて見かけの消化吸収率とよび，一般に，とくにことわりのない限り消化吸収率といえば，この見かけ上の消化吸収率を指すことが多い．

次に真の消化吸収率は下記のようにして求める．

$$\frac{摂取量-\{糞中排泄量-糞中内因性損失量\}}{摂取量} \times 100 \ （\%）$$

---

*1　幼若ネズミでもよいし，成長期ネズミでもよい．
*2　希硫酸または4%ホウ酸でもよい．
*3　アンモニア塩として窒素を固定しておく．

内因性損失量を精密に測定することはかなり困難であるが，一般には食物をとらないときの糞便（飢餓便）中の各成分量を測定する方法と，ほとんど無タンパク質，無脂肪食と見なすことができるデンプンや寒天などを食べさせて糞便中の各成分を測定する方法がある．多くのミネラル類についても，この考え方が用いられている．

しかし，無タンパク質（無窒素）食あるいは無脂肪食を与えたときには，消化液の分泌や腸内微生物の種類，繁殖状態などが普通食の場合と異なることが考えられる．したがって，この方法で真の消化吸収率が求められるかどうかは問題であるが，他によい方法がないため，一応この方法が用いられている．

ⅱ) 体内保留量および率の測定

体内保留量は前に記した吸収量から尿中に排泄された，その成分量を差し引いて求める．

吸収量－尿中排泄量＝体内保留量

体内保留量を，利用量，蓄積量とよぶ研究者もいる．この体内保留量が摂取量の何％に相当するかをみたものが体内保留率である．

$$体内保留率 = \frac{体内保留量}{摂取量} \times 100 (\%)$$

通常，栄養価の表示に用いられる消化吸収率は真の消化吸収率を意味する場合が多いが，記述にあたっては，両者をはっきり区別すればよい．タンパク質および脂質の場合は，見かけの消化吸収率と真の消化吸収率とで10〜20％の差がみられるが，糖質ではほとんど差がみられない．

ⅲ) 生物価*の測定

生物価の測定は，摂取したタンパク質が吸収され体内に保留された窒素利用率を表す値で，窒素出納実験に基づく評価法である．すなわち，良質なタンパク質は，体タンパク質に利用されやすいので体内に多くとどまり，質の悪いタンパク質は逆に尿中に多く排泄されて体内にとどまる割合が少ないことになる．

たとえば，タンパク質をすべて可消化性の糖質に置き換えた無タンパク質飼料を，実験動物に5〜7日間，自由摂取させ，毎日の排泄糞尿中の全窒素量を測定する．その後，試験タンパク質含有飼料を与え，自由摂取で7〜10日間飼育する．採集した糞尿は，ケルダール法により全窒素量を定量して次式により算出する．

$$\frac{生物価}{(B.V.)} = \frac{[a-(b-c)]-(d-e)}{a-(b-c)} \times 100 = \frac{体内保留窒素量 (mg)}{吸収窒素量 (mg)} \times 100$$

a：摂取したタンパク質含有飼料中の窒素量（mg）
b：タンパク質含有飼料摂取時の糞中窒素量（mg）
c：無タンパク質飼料摂取時の糞中窒素量（mg）
d：タンパク質含有飼料摂取時の尿中窒素量（mg）
e：無タンパク質飼料摂取時の尿中窒素量（mg）

---

* Biological value (B. V.).

（B） 体重増加による測定

飼料中の栄養素や，その組成が動物の成長に及ぼす影響を，飼料摂取量に対する体重増加量の割合によって表し，その栄養価を判定する方法である．

何種類かのタンパク質飼料を用意し，飼料組成のタンパク質以外はほぼ一定配合として，試験するタンパク質飼料の割合を変える．

実験動物を試験グループに分け，予備飼育を行い試験飼料に慣れさせたのち，本実験飼育を行う．飼育期間中の体重を測定し，飼料摂取量を記録する．この期間中の体重増加量をグラフ用紙の縦軸に，摂取飼料のタンパク質量を横軸にとる．直線部分の勾配の大きいものほど良質なタンパク質であり，栄養価の高いものと判定する[*1]．

また，実験動物の体重および飼料摂取量を測定し，試験開始日と終了日の体重から体重増加量を算出する．この体重増加量を，その期間中に摂取した飼料量で除した値を飼料効率[*2]といい，飼料の利用効率を示す．

$$\underset{\text{(F.E.)}}{\text{飼料効率}} = \frac{\text{体重増加量（g）}}{\text{摂取飼料量（g）}}$$

（C） タンパク質効率の測定

タンパク質の種類の違いをみる方法である．摂取タンパク質当たりの体重増加量を表すもので，体タンパク質生産効率を知る方法である．

摂取飼料量から摂取タンパク質量を算出し，体重増加量を除した値をタンパク質効率[*3]という．

$$\begin{aligned}\underset{\text{(P.E.R.)}}{\text{タンパク質効率}} &= \frac{\text{体　重　増　加　量（g）}}{\text{摂取飼料量（g）} \times \text{飼料中のタンパク質含有率（\%）}/100} \\ &= \frac{\text{体重増加量（g）}}{\text{摂取タンパク質量（g）}}\end{aligned}$$

また，摂取タンパク質は体重増加およびその維持にも使われる．真のタンパク質効率を求めるには，無タンパク質飼料で飼育の体重と，タンパク質飼料の体重との差をタンパク質の摂取量で除した値を正味タンパク率[*4]という．

正味タンパク率は次式で求める．タンパク質レベル10％のタンパク質含有飼料グループと無タンパク質飼料グループの二群で7～10日間飼育し，次式により算出する．

$$\underset{\text{(N.P.R)}}{\text{正味タンパク質率}} = \frac{\begin{array}{c}\text{タンパク質飼料}\\\text{グループの体重（g）}\end{array} - \begin{array}{c}\text{無タンパク質飼料}\\\text{グループの体重（g）}\end{array}}{\text{摂取タンパク質量（g）}}$$

[*1] 体重の変化は，体タンパク質のみならず，脂肪その他の増減にも影響されるので，正確なタンパク質の栄養価の評価法とはいえない場合もある．
[*2] Food efficiency（F.E.），飼料効率の高い値ほど良質な飼料といえる．
[*3] Protein efficiency ratio（P.E.R.）．
[*4] Net protein ratio（N.P.R.）．

無タンパク質飼料グループは，飼育中に体重が減少し食欲もなくなり，次第に弱ってくるので取扱いには十分注意する．

（D） 実験値の検定法

動物実験では，実験の複雑性[*1]や動物の個体差もあるが，実験の結果を正しく判定し結論を導き出さなければならない．通常，得られた実験値は数理統計学的に分析する方法がとられる．すなわち，検体間に有意の差があるかないかを検定することによって結論づける方法である．

まず，統計的に数値を検定するには，実験値が同一母集団内にあり，また有意差がないものと仮定して両平均間の分散と両群内の分散との間に分散比の大小を比べる．

フィッシャーの分析法によれば，標本が同一母集団にあるならば分散比は 1 に近く，この比に遠ざかれば異集団であると推定されるという．

この分散比を F で表す分析方法を分散分析法[*2]という．F 分布と危険率との関係を表して，小数例の実験値での平均値の差の検定に広く用いられる．

コンピューターの普及によって，統計プログラムソフトにより統計処理が迅速にできるようになった．

分散分析の検定法は，各実験値をグループ間の変動から計算した分散比と，グループ内の変動から計算した分散比を求め，この分散比が危険率 5％ または 1％ で，F 分布表の数値より小さければ，この両実験値の間には有意差がない．反対に分散比が大きいかまたは等しい場合は有意差があると結論する．学生実験では，有意差を検定する場合，危険率が 5％ の水準であればよい．

そこで，例として各種糖質の試験飼料を白ネズミに投与して，飼育実験を行って得られた $F.E.$ 値（表 4.4）の結果がある．

表 4.4 各種糖質飼料の投与による $F.E.$ 値

同腹系 \ グループ飼料	A (ショ糖)	B (小麦 デンプン)	C (とうもろこ しデンプン)	D (かんしょ デンプン)	E (ばれいしょ デンプン)	計
1	0.34	0.33	0.34	0.31	0.21	1.53
2	0.36	0.33	0.35	0.29	0.22	1.55
3	0.40	0.31	0.40	0.35	0.18	1.64
4	0.38	0.35	0.43	0.30	0.20	1.66
計 (Σx_i)	1.48	1.32	1.52	1.25	0.81	6.38
平方 $(\Sigma x_i)^2$	2.19	1.74	2.31	1.56	0.66	8.46

次に分散分析法で，糖質の種類による飼料効率に有意差があるかを検定する方法について述べる[*3]．

[*1] 同一条件の再現性などが難しい．
[*2] Analysis of variance.
[*3] この実験計画法は，一因子の形であることから一元配置法とよばれる．

＜分散分析の手順＞

① 各飼料グループごとの合計値とその平方値を計算する（**表4.4**）．
② 各飼料グループごとの実験値の平方値とその合計値を計算する（**表4.5**）．

表4.5 平　方　値

同腹系＼飼料	A	B	C	D	E	計
1	0.12	0.11	0.12	0.10	0.04	0.49
2	0.13	0.11	0.12	0.08	0.05	0.49
3	0.16	0.10	0.16	0.12	0.03	0.57
4	0.14	0.12	0.18	0.09	0.04	0.57
計 $(\Sigma x_i)^2$	0.55	0.44	0.58	0.39	0.16	2.12

③ グループ間変動を次の式により計算する．

$$\left(\frac{実験値の合計の平方の和}{グループ実験動物数}\right) - \left(\frac{(実験値の合計の和)の平方}{実験動物総数}\right) \quad \cdots\cdots(1)$$

$$グループ間変動 = \left(\frac{2.19}{4} + \frac{1.74}{4} + \frac{2.31}{4} + \frac{1.56}{4} + \frac{0.66}{4}\right) - \frac{6.38^2}{4}$$

$$= (0.548 + 0.435 + 0.578 + 0.39 + 0.165) - 2.035$$

$$= 2.116 - 2.035 = 0.081$$

④ グループ内変動を次の式より計算する．

$$(平方値の和の合計) - \left(\frac{実験値の合計の平方の和}{グループ実験動物数}\right) \quad \cdots\cdots(2)$$

$$グループ内変動 = 2.12 - \left(\frac{2.19}{4} + \frac{1.74}{4} + \frac{2.31}{4} + \frac{1.56}{4} + \frac{0.66}{4}\right)$$

$$= 2.12 - 2.116$$

$$= 0.004$$

⑤ グループ間，グループ内の自由度を計算する．
⑥ (1)式，(2)式の値を自由度で除し，それぞれ分散値を計算する．
⑦ 分散比（F）はグループ間分散をグループ内分散で除し，計算する．
⑧ 危険率5％のF分布表（p.139）の数値と，求めた分散比（F）を比較して有意差を判定する．

表4.6 分散分析表

変　動	平方和	自　由　度	分　散	分　散　比	α 5％
グループ間	0.081	$5-1=4$	$\frac{0.081}{4}=0.0202$	0.0202/0.0003 =67.33	3.06
グループ内	0.004	$(4-1)\times 5=15$	$\frac{0.004}{15}=0.0003$		

$F^{4}_{15}(5\%) = 3.06 < F = 67.33$　有意差がある

結論：　5種類の糖質飼料間には，飼料効率に差があるといえる．

5 血　液

　血液は循環系を通じて身体のあらゆる部分を循環し，体内の各組織にとって代謝に必要な栄養素を運ぶほか酸素の運搬，内分泌物質の運搬，老廃物の運搬，体温の調節，血液凝固作用，水分調節，生体の防御，緩衝作用など重要な役割を果たしている．

　血液成分の測定は疾患の有無や栄養状態を知ることができる．

　近年，機器分析による測定が進歩し，臨床検査分野において血液の成分分析が詳細に行われ，病気の診断や栄養状態の判定に役立っている．

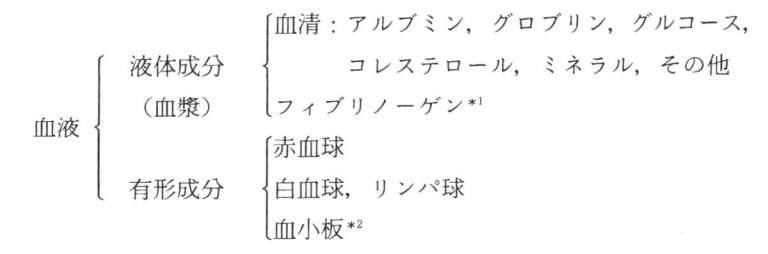

$$
血液 \begin{cases} 液体成分（血漿） \begin{cases} 血清：アルブミン，グロブリン，グルコース，\\ \qquad\quad コレステロール，ミネラル，その他 \\ フィブリノーゲン^{*1} \end{cases} \\ 有形成分 \begin{cases} 赤血球 \\ 白血球，リンパ球 \\ 血小板^{*2} \end{cases} \end{cases}
$$

5.1　血液成分

5.1.1　血液比重

　全血液および血漿の比重を測定することにより，モノグラム[*3]（図5.2）からヘモグロビン濃度，ヘマトクリット値，血漿タンパク質量を知ることができる．貧血検査の簡便法として，採血の際に利用されている．

　【原　理】　比重の異なった硫酸銅溶液に血液および血漿を1滴落とすと，等しい比重の溶液でその中間にとどまる．その硫酸銅溶液の比重が検体の比重である．

　【試　薬】　硫酸銅基準原液（比重1.0000）：　特級 $CuSO_4 \cdot 5H_2O$ 159.63 g を秤量し，水に溶かして1Lとする[*4]．表5.1に示すように基準原液を各々とり，水を加えて100 ml に定容する．全血比重測定用は比重1.051～1.064，血漿比重測定用は1.021～1.030とする．

---

*1　血漿と異なり血清にはフィブリノーゲンは含まれていない．
*2　形態学的には詳細に分類されている．また，白血球とは無色で核をもった血球の総称である．
*3　一般に血液実験の項目を2回程度で終わるには，この方法は便利である（1回目は比重と血球数測定より M.C.V, M.C.H の算出．2回目は酵素法により血糖，総コレステロール，トリグリセライドと BCG 法によるアルブミンの定量）．
*4　原液 1 ml を化学天秤で重さをはかり 1.1000 g であることを確かめ，もし違っていたら補正する．0.0001 を超えているときは水 1 ml を加え，不足のときは硫酸銅 0.16 g の割合で加える．

【操　作】　よく混和した血液[*1]少量をパスツールピペットまたは注射器にとり，各比重液の5 cm くらい上（注射器では 1 cm）のところから静かに一滴を滴下する（図 5.1）．

血液は硫酸銅によりタンパク質が凝固して被膜をつくり，滴状となって硫酸銅溶液中 2～3 cm のところで落下の慣性を失い比重が一致すれば，10 秒間くらいストップする．これが検体血液の比重[*2]である．血液の比重が基準液より重い場合は沈み，軽いときは浮き上がる．

血漿は遠心分離器により，3,000 r.p.m. 3 分間行い，血漿と血球に分離し，全血と同様に行う．

表 5.1　硫酸銅基準原液の調製

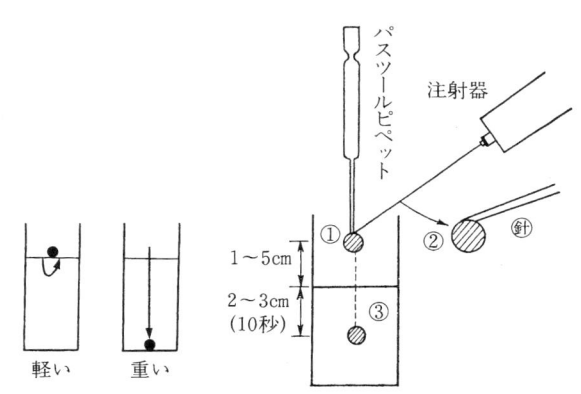

血　漿　用		全　血　用	
比　重	基準液 100 ml 中の基準原液の ml 数	比　重	基準液 100 ml 中の基準原液の ml 数
1.021	20.20	1.051	50.2
1.022	21.19	1.052	51.25
1.023	22.17	1.053	52.25
1.024	23.15	1.054	53.3
1.025	24.14	1.055	54.3
1.026	25.12	1.056	55.3
1.027	26.10	1.057	56.3
1.028	27.08	1.058	57.3
1.029	28.06	1.059	58.3
1.030	29.04	1.060	59.3
		1.061	60.3
		1.062	61.3
		1.063	62.3
		1.064	63.35

① 静かに圧力を加えていき，一滴が正しい球状になるようにする．
② 注射針の先端のカット面を液面に向け，血液の球状を作る．
③ 血液が硫酸銅液中を沈む．速度を観察していると，2～3 cm までゆっくり沈むようになれば求める比重に近いことを示す．

〔記　録〕　使用した硫酸銅液について，滴下した血液の状態を記録し，比重を判定する．沈む（＋），浮く（－），ストップする（±）

比重	1.046	1.047	1.048	1.049	1.050	1.051	1.052	1.053	1.054	1.055	1.056	1.057	1.058	1.059	1.060
状態															

図 5.1　血液比重の測定法

[*1] 血液の採血法については p.65 を参照されたい．動物からの採血が困難なときは，便宜的に微生物の栄養源として，馬などの血液・血漿（100 ml）が市販されているので，工夫して使用するとよい（日本生物材料センター）．

[*2] 全血比重の基準値は成人男子 1.055～1.063，成人女子 1.052～1.060，血漿比重成人男女 1.024～1.0291．図 5.2 のモノグラムに物差しをあて，血漿タンパク質，ヘマトクリット，ヘモグロビン濃度を算出する．

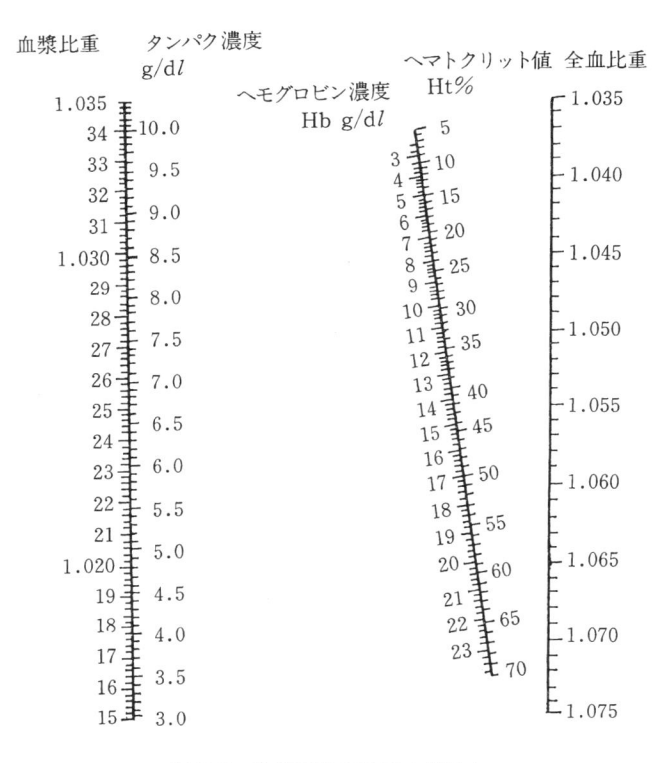

図5.2 比重に関するモノグラム

5.1.2 血球数の測定

(A) 赤血球[*1]

【原　理】 血液を一定の割合に希釈し，その希釈液中の赤血球を数え，血液1 mm³中にある赤血球数として表し，貧血などの診断に用いる．

【器具・試薬】 赤血球用メランジュール[*2]，血球計算板〔ビルケルチルク（Bürke-Türk）式〕，赤血球用希釈液（Hayem液）[*3]．

【操　作】 完全に乾燥したメランジュールの吸い口側に，緩くゴム管をはめる．血液を混和し，メランジュールを傾斜にして0.5目盛までゆっくりと正確に吸う．メランジュールの外側についた血液をふきとり，ついで希釈液を目盛1近くまで吸い上げつつ，メランジュールを垂

---

*1　成人男子の基準値は血液1 mm³に410〜550万，女子は380〜480万とされており，年齢，性別，個人差がかなり大きい．ラットでは生後3週齢で250〜350万で，成長とともに増加して4〜5週齢で約500万，7〜13週齢で約750万，15週齢で約850万となる．

*2　赤血球用は目盛りが101で（200倍希釈用），球部に赤いガラス玉が入っている．メランジュールを用いる希釈方法だとかなりの熟練を要するので，希釈にばかり時間を費やしてしまうので，試験管での希釈法でもよい．試験管にホールピペットで4 ml希釈液をとり，その中へザーリピペットまたはミクロメスピペットで血液0.02 mlを入れ，泡が立たないように混和し，駒込ピペットで血算板に入れる．

*3　塩化第二水銀が入っているので，生理食塩水かGowers液（市販品）を用いてもよい．

直に立てて101まで気泡が入らないように吸う．左手の人差し指の腹でメランジュール先端を閉じ，もう一方のゴム管を外し，同じ手の親指の腹との間で押さえ上下に約100回振とうする．

あらかじめ用意した血算板とカバーガラスの間にメランジュールからの希釈血液を1滴流し込み，顕微鏡下（150～200倍）で赤血球数を数える．

【操作法】

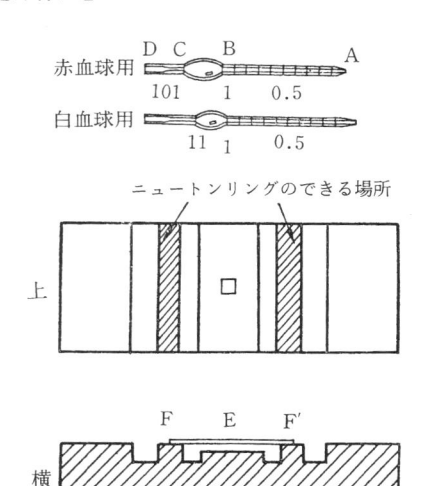

図5.3 メランジュールと血算板

―測定試料の作り方―
① メランジュールの洗い方は，D端をアスピレーターにつけて残りの液を吸い出し，A端より水道水，アルコール，エーテルの順で乾燥させる．
② Dにゴム管を強く差し込むと，取るときに液が流出することがある．
③ 血液を吸い過ぎたときは人差し指をAの先端に少しあてて合わせる．
④ Bまで希釈液を吸ったら，垂直にして球部内面を湿らしながら，ゆっくり吸い上げていくと，赤い玉は液に沈む．
⑤ F，F′に虹状のNewtonリング（深さ0.1mm）を作るには，ガラス面を清潔にしておき，水平で少し硬い本の上に置き，F，F′を人差し指で押しながら前後にこすればよい．そのときEに指をかけないこと．

希釈液は最初の2～3滴は捨て，気泡などが入らないよう，液をEのカバーガラスの間に入れる．

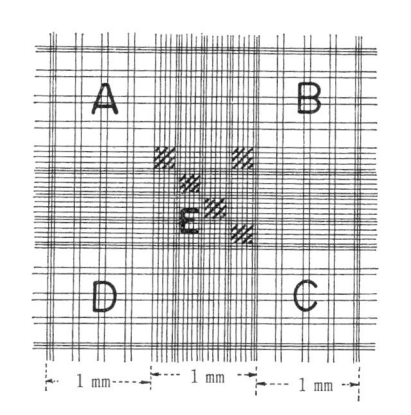

―顕微鏡の見方―
① ステージに血算板を置く．
② 光源は比較的強く，絞りでうす暗くする．
③ 対物レンズを血算板の中央におく．
④ 弱拡大（50倍）にしてまず分画線をみつけ倍率を150～200倍にして，血球と分画線がみえるようピントを合わす．
⑤ 強拡大にして16区画を数え，5ブロックを合計する．
⑥ 数えるのに時間を費やすと，希釈血液がライトの熱により蒸発するので注意する．

図5.4 Bürke-Türk式血算板の目盛り
A，B，C，D：白血球算定用
E：赤血球算定用
カバーガラスとの間隔は0.1mm

―赤血球の算定方法―

数え方は，(図5.5) aとd線上の血球は区画内にあるものとして数え，bとc上のものは数えず，→の方向に16区画順序よく数えていく．

図5.4のE1個▨には4×4＝16，それを5ブロック（80区画）数えて，その合計を出す．

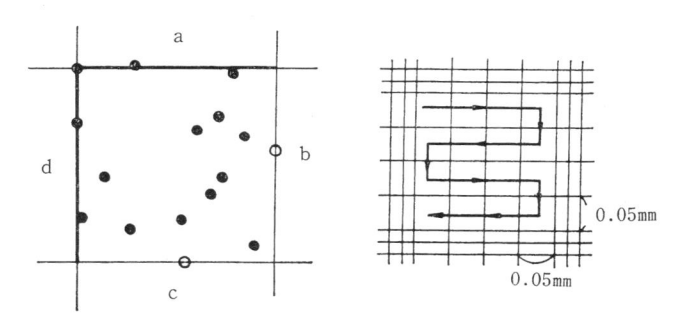

図5.5　血球数の計測方法

【計　算】　1 mm³中の赤血球は次式で表される．

$$1\text{小区画の赤血球数} \times \frac{1\text{ mm}^3}{1\text{小区画の体積}} \times \text{希釈倍率}$$

$$= \text{測定個数} \times \frac{1}{80} \times \frac{1\text{ mm}^3}{25 \times 10^{-5}\text{ mm}^3} \times 200$$

$$= \text{測定個数} \times 10^4$$

　　80：　数えた小区画数（16区画×5ブロック）
　　25×10^{-5} mm³：　1小区画の体積（0.05 mm×0.05 mm×0.1 mm）

(B)　白　血　球*

【原　理】　赤血球数の測定と同様だが，希釈液（Türk液）に含まれる酢酸で赤血球膜を破壊し，白血球の核を紫色に染色して見分けやすくしている．

【試　薬】　Türk液：氷酢酸 1 ml，1％ゲンチアナバイオレット 1 ml，水 100 ml を混合する．

【操　作】　白血球用のメランジュールに血液を目盛1まで吸い上げ，Türk液を11の目盛まで吸い，赤血球と同様に測定する．ただしA～Dの16区画を4ブロック合計64小区画を数える．

【計　算】　1 mm³中の白血球数は次式で表される．

$$\text{A～D区画の平均個数} \times \frac{1}{0.1\text{ mm}^3} \times 10$$

　　0.1mm³：　A，B，C，Dのそれぞれの区画容積
　　　　10：　希釈倍率

---

*　白血球数は男女差はなく，4,000～8,000/mm³で生理的条件によって変動しやすい．新生児は正常でも2万前後もあり，1歳以下では成人よりやや高い値を示す．ラットではバラツキが大きく，おおよそ4,000～10,000であり，成長過程での一定傾向はない．

5.1.3 ヘマトクリット値[*1]の測定

【原　理】　血液を遠心分離し，全血液中に占める血球の容積をパーセントで表したものをヘマトクリット値（血球容積値）という．

健康者では血球と血漿の容積比は一定しているが，貧血やタンパク質の保持状態が悪い場合はその程度に応じて低下する．このように血球容積は貧血の尺度となり，赤血球数との関係から平均血球容積（M.C.V.）が求められ，貧血の種類をも鑑別できる．

【器　具】　毛細管用ヘマトクリット遠心器，ヘパリン処理毛細ガラス管，クリトシール[*2]．

【操　作】　ガラス毛細管を水平よりやや上に向けた状態に傾斜し，血液に触れると毛細管現象で血液は管に流入する．管の2/3まで採る．血液吸入側をクリトシール面に垂直に立て，軽く回転しながらもみ込む[*3]．この操作を2回ほど行い密封する．封じた側を遠心分離器の外縁に接する[1]ようにし，11,000 r.p.m.，5分間遠心分離する．遠心分離終了後，測定用グラフ（または計測板）に合わせて血球層の占めるパーセント値を読みとり[2]ヘマトクリット値とする．

注意　1)　毛細管が外縁にぴったり接していないと管底が破損する．
　　　2)　遠心分離後，ただちに読み取らないときは垂直に立てておく．

【計　算】
$$\text{ヘマトクリット値}(\%) = \frac{\text{血球層の高さ}}{\text{全層の高さ}} \times 100$$

5.1.4 ヘモグロビン[*4]の測定

血色素ヘム（Fe^{++}）とタンパク質のグロビンとの複合体であるヘモグロビンはO_2との結合によりオキシヘモグロビンを形成し，肺胞より組織へO_2を運搬する．ヘモグロビンの測定は貧血症や出血の存在の確認のため，臨床的に大切な検査である．

（A）　シアンメトヘモグロビン法

【原　理】　血液にフェリシアン化カリウムを加え酸化すると，ヘモグロビンはメトヘモグロビン[*5]となり，シアン化カリウムでこれをさらにシアンメトヘモグロビンに変え比色定量を行う．

[*1]　成人男子で40〜48%，女子36〜42%と男女差があり，生理的範囲も研究者によって異なっている．ラットでは，1週齢（39%）から3週齢（30%）まで減少し，4週齢（41%）から上昇し7週齢で48%，15週齢で53%となる．
[*2]　管底を封じるパテ．古くなると遠心分離の際血液がもれる．
[*3]　勢いよくパテに突き刺すと，血液と接する面が水平にならない．クリトシール栓は4〜5 mmの深さがよい．
[*4]　基準値は成人男子13〜18 g/dl，女子12〜16 g/dl．
[*5]　Fe^{+++}であり，O_2やCOとは結合しない．

【試　薬】* ①　ヘモグロビン測定用標準液（60 mg/dl）：市販品としてアキュグロビン（三光純薬）やHb-Test Wakoなどを用いる．

②　シアンメトヘモグロビン用反応液：フェロシアン化カリウム0.2 g，シアン化カリウム0.05 g，KH_2PO_4 0.14 g，$NaHCO_3$ 1 gに水を加えて1 Lとする．

【操　作】

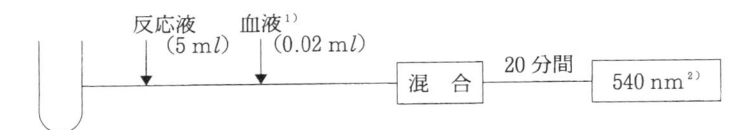

```
          反応液   血液¹⁾
          (5 ml)  (0.02 ml)
             ↓       ↓
     ┌─────────────────── 混 合 ─── 20分間 ─── 540 nm²⁾
     │
```

検量線よりヘモグロビンHb量（g/100 ml）を読みとる．

注意　1）　ザーリピペットまたはミクロピペットで反応液中に吹き込む．ピペットの内壁に血液が残る場合は，一，二度反応液を吸い洗い込む．希釈倍率は251倍となる．
　　　2）　反応液を盲検とする．

【検量線の作成】　試験管A，B，C 3本を用意し，標準液をAに5 ml，Bに2.5 ml，Cに2.5 mlを入れ，次に反応液をBに2.5 ml，Cに5 ml入れ検量線を作る（Aは60 mg/dl×251倍/1,000＝15.06 g/dlに相当する．B＝7.53 g/dl，C＝5.02 g/dl）．

（B）　ザーリー法

【原　理】　Hb（ヘモグロビン）を塩酸ヘマチンに変えて，標準液と比較してHb濃度を測る．

【試　薬】　①　Sahli氏血色素計
　　　　　②　1/10 N HCl

【方　法】　①　Sahli管の10まで0.1 N HClを入れる．
　　　　　②　血液0.02 mlを取る．
　　　　　③　①のSahli管に吹き出したのち，溶液を1～2回吸い上げよく流す．
　　　　　④　混合．
　　　　　⑤　30～40℃（37℃），15分間．
　　　　　⑥　測定管を枠にたてて，DWを内壁に沿って滴下，撹拌．
　　　　　⑦　希釈する．
　　　　　⑧　標準液と同色になるまで加える．
　　　　　⑨　同色になった値（％）を読みとる．
　　　　　⑩　100％はヘモグロビン16.0 g/dlに相当する．

　　　　　赤血球数　：　男：4.1～5.3×10^6/mm³　　女：3.8～4.8×10^6/mm³
　　　　　Ht（％）　：　男：40～48％　　　　　　　女：36～42％
　　　　　Hb（g/dl）：　男：14.0～18.0 g/dl　　　女：12.0～16.0 g/dl

---

*　試薬管理などを考えると，三光純薬，和光純薬などの市販品を求めた方がよい．また反応液は，シアンを含んでいるので毒物，劇物の廃棄方法によるアルカリ塩素法を用いて廃棄処理する．これに代わる方法としてアザイトメトヘモグロビン法が考案されている．

5.1.5 血液学的指数の算出

(A) 平均血球容積 (Mean Corpuscular Volume, M.C.V)

個々の赤血球容積の平均値を絶対量 (μm^3) で表したものである.

$$M.C.V. (\mu m^3) = \frac{Ht(\%) \times 10}{RBC\ (10^6/mm^3)}$$

  Ht: ヘマトクリット値
  RBC: 赤血球数

基準値は81〜99 μm^3 でこれより低い場合を小赤血球性貧血[*1], 高い場合を大赤血球性貧血[*2]とする.

(B) 平均血球血色素量 (Mean Corpuscular Hemoglobin, M.C.H)

赤血球1個の中のヘモグロビン量 (Hb) の平均値を絶対量 (Picogram, pg) で表したもの.

$$M.C.H. (pg) = \frac{Hb(g/dl) \times 10}{RBC(10^6/mm^3)}$$

基準値は27〜32 pgでこれより低い場合は低色素性貧血[*3] 高い場合は高色素性貧血[*4]である.

(C) 平均血球ヘモグロビン濃度 (Mean Corpuscular Hemoglobin Concentration, M.C.H.C)

$$M.C.H.C. (\%) = \frac{Hb(g/dl)}{Ht(\%)} \times 100 \qquad 基準値32〜36\%$$

5.1.6 血液型の判定

(A) 血液型 (Blood groups)

輸血の際に起こりうる危険な血液凝固を防止するために, 自分の血液型を正確に判定しておくことは各自の義務である. 血液型の分類法には数多くあるが, 一般に用いられているのはABO式である. また, 同型血液間の輸血で起こる障害の原因がRh因子によることから, Rh型の判定も重視されている.

(a) ABO式血液型

ヒトの血液の血球中には血球凝集原AとBの2種があり, また血清中には血清凝集素抗A (血球凝集原Aを凝集させる) と抗B (血球凝集原Bを凝集させる) との2種がある.

 血球凝集原Aを有する血液をA型, Bを有する血液をB型, 両方を有する血液をAB型, い

[*1] 鉄欠乏性貧血. その他のヘモグロビン合成障害で認められる.
[*2] 巨赤芽球性貧血, 再生不良性貧血で認められる.
[*3] ヘモグロビン合成の低下している場合みられる.
[*4] 再生不良性貧血, 悪性貧血, 溶血性で貧血がみられることが多い.

ずれも有しない血液をO型とよぶ．また，A型の血清中には抗Bがあり，B型には抗AがあるがAB型にはいずれもなく，O型は両方存在する．

抗Bを有するA型血清により凝集する血液はB型とAB型とであり，抗Aを有するB型血清により凝集する血液はA型とAB型とであり，O型血液はいずれによっても凝集しない．したがって，血液型の判定には抗A血清，すなわちB型血清と，抗B血清すなわちA型血清を用いて凝集検査を行う．

　i)　検査方法（載せガラス法）

市販の血液型判定用血清[*1]は判別しやすい検査試薬である．2種の抗血清のうち抗A血清はブリリアントブルーで青色に，抗B血清はタートラジンで黄色に着色してある．

これを凹ガラス板の左右のくぼみに抗A血清と抗B血清を1滴ずつ採り，その中へそれぞれ被検者の耳たぶまたは指先から毛細管ピペットで採血した血液1滴ずつ両側に滴下し，別々のガラス棒を用いてよく混和する．

ガラス板を揺り動かし，数分間反応させながら肉眼で凝集の有無を観察する．

凝集判定をする場合，ガラス板を揺り動かすのは混合不十分や静置のための沈殿を凝集と見間違えないようにする．揺り動かすと真の凝集はますます強くなり，単なる沈殿は均等な血球液になる．そこで血液型は，凝集の有無により決定する．

　ii)　採血方法

70%エタノール液を脱脂綿に浸し，被検者の耳たぶまたは指先を消毒する．

新しい針を付けたペンタッチ[*2]を採血箇所に固定させ，強く傷をつける．すると血液が湧出してくる．これを毛細管ピペットまたは別々のガラス棒に付着して採る．

傷跡は，消毒してバンソウ膏で止血処置をする．

　(b)　Rh式血液型

輸血用血液には必ずRh型の検査を行い，Rh陽性のものでなければ使用できない．

アカゲザルの血球をモルモットまたはウサギに注射してつくられた免疫血清は，ヒトの血球と共通の抗原因子（Rh因子）をもつためヒトの血球を凝集させる．

このRh因子をもつ血液をRh陽性型（Rh＋）とよび，もたない血液をRh陰性型（Rh－）とよぶ．

Rh陰性型の女子が妊娠したとき，胎児がRh陽性型（父親からの遺伝）であると胎盤を通して胎児の血液が母体の血液中へ送られるため，母体の血液中には抗Rh凝集素がつくられる．この凝集素が胎児に作用して流産やその他の障害がおこる．そのため女子にとってRh型の検査は必要である．

---

*1　市販品　オーソバイオクローン　抗A，抗B
*2　市販品　ペンレット
*3　日本人の約37%（白人の約41%）はA型，約22%（約9%）はB型，約9%（約4%）はAB型である．

(−) 陰性　　　　(＋) 陽性

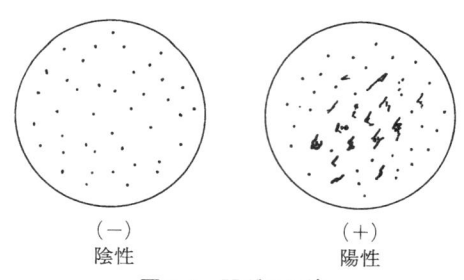

図 5.6　凹ガラス法

表 5.2　血液型の判定

血清＼被血液	1	2	3	4
抗 A（青）	＋	−	＋	−
抗 B（黄）	−	＋	＋	−
判　定	A	B	AB	O

＋凝集する　−凝集しない

5.2　糖　　質

5.2.1　血糖値の測定

血液中の糖質＊はほとんどがグルコースである．生体内での血糖量はインスリン，グルカゴンなどのホルモンにより調節されているが，各種の疾患や病態により高血糖や低血糖が起きる．血糖の定量法には酵素法，ソモギー・ネルソン法やオルトトルイジン・ホウ酸法などがある．

ここでは酵素法について述べる．

【原　理】　除タンパクした血漿中のグルコースにグルコースオキシダーゼが働き過酸化水素が生成される．さらに，過酸化水素はペルオキシダーゼの作用でフェノール，4-アミノアンチピリンを酸化的に縮合させ，赤色のキノン色素を生成するのでそれを比色定量する．

α-D-グルコース　→（ムタロダーゼ）→　β-D-グルコース　＋ O_2 ＋ H_2O

→（グルコースオキシダーゼ）→　グルコン酸　＋ H_2O_2

＊　標準値は通常 90〜120 mg/dl，空腹時 60〜100 mg/dl である．

$$\underset{\text{4-アミノアンチピリン}}{\begin{array}{c}\text{H}_3\text{C-N}\diagdown\\\phantom{\text{H}_3\text{C-}}\text{N-C}_6\text{H}_5\\\phantom{\text{H}_3\text{C-C}}|\\\text{H}_3\text{C-C}=\text{C-NH}_2\\\phantom{\text{H}_3\text{C-C}}\|\\\phantom{\text{H}_3\text{C-C}}\text{O}\end{array}} + \underset{\text{フェノール}}{\text{C}_6\text{H}_5\text{OH}} + \text{H}_2\text{O}_2 \xrightarrow[\text{H}_2\text{O}]{\text{パーオキシダーゼ}} \text{赤色キノン色素}$$

【試　薬】*¹　①　発色試薬：グルコースオキシダーゼ 325 万 unit/L, パーオキシダーゼ 1.65 億 unit/L, ムタロダーゼ 2,250 unit/L の酵素と 4-アミノアンチピリン 534 mg を 20 mM フェノール含有の 0.1 M リン酸緩衝液 1 L に溶解し, 冷暗所に保存する.
　　　　　②　標準液：グルコース 200 mg/dl の水溶液を調製する.
【操　作】　表 5.3 を参照.

5.2.2 耐糖能試験（糖負荷試験法）

50 g または 75 g のグルコースを経口投与し, 経時的に血糖値を測定, 耐糖能を判定する. 自分の血糖曲線を描くために, 横軸に時間, 縦軸に血糖値をとる. また, 初期曲線下面積 (IAUC)*² は, 物質の吸収率やバイオアベイラビリティの指標として用いられる.
　なお, 同じ時間帯の自己の最高, 最低の血圧測定, 尿糖検査を行う.

【器　具】　①　血糖自己測定器*³
　　　　　②　テスト電極センサー*³
　　　　　③　採血針（穿刺針）*³
　　　　　③　自己血圧測定器
【試　薬】　①　トレーラン G50, G75　1 瓶*⁴
　　　　　②　消毒綿
　　　　検体試料：自分の血液（血液採集は自己で行う）を用いる.
　　　　空腹時の血糖値を測定するため 8～12 時間絶食とする.
【操　作】　①　早朝空腹時の血糖値を測定するため前夜から 8～12 時間絶食する.
　　　　　②　自己血糖測定器に専用の電極センサーと採血針をセットする.
　　　　　③　測定部位をいずれかに決定（上腕の外側, 前腕の上部または親指の付け根）して, その部分を消毒綿で消毒する.

---

*1　それぞれの酵素試薬は高価で, 会社により unit も異なるので, V-グルカーゼ（日水製薬）など市販のキットを利用するとよい.
*2　Initial Area Under Curve の略.
*3　メディセンス　ソフタック測定器　アボットジャパン株式会社
*4　経口糖忍容力　試験用糖質液　トレーラン G50, G75（容量 150 ml, 225 ml）「シミズ」清水製薬株式会社製造

④ 測定器の画面に「レディ」の文字が出たら消毒した部位に本体を動かないように軽く押し当てる．

⑤ 測定部位に本体を動かさずにボタンを押したままにする．しばらくすると「ピー」と音を発して秒読みが始まる．同時に測定器を採血部位から離し，画面に結果が表示される．この血糖値がグルコース飲用前の空腹時の測定値となる．（ゼロ時間とする）なお，測定ごとに電極センサーと採血針は新しいものと交換する．

⑥ 耐糖能試験の試験用トレーランG50を飲用する．

⑦ できるだけ安静な状態の下で，飲用後30分，60分，90分，120分[*1]，さらに180分に②～⑤の順序で血糖値を測定する．

【まとめ】

血糖曲線を描き，初期曲線下面積から面積値を求め耐糖能を判定する．

5.3 脂　　質

血漿脂質の主要成分はコレステロールと中性脂肪（トリグリセライド），リン脂質および遊離脂肪酸である．それらはタンパク質と結合したリポタンパク質として血漿中に存在し，総量で320～620 mg/dl である．

5.3.1 コレステロール

ヒトのコレステロールは食事由来のものとアセチルCoAを経て体内合成されるものとがあり，体内で合成される量の方が多い．

（A）　総コレステロール[*2]

血漿中では70％がエステル型，30％が遊離型で存在している．血液中のコレステロール含量の異常は，循環器系統の疾患をはじめ肝疾患，脂質代謝異常の指標として重要であり，動脈硬化症，ネフローゼ性腎炎，糖尿病，妊娠時に増加する．定量法としてはオルトフタルアルデヒド法やザック・ヘンリー法があるが，ここでは酵素法で行う．

【原理】　エステル型コレステロールをコレステロールエステラーゼで遊離型に加水分解したのち，コレステロールオキシダーゼを作用させ，過酸化水素を生成させる．さらに生じた過酸化水素は，パーオキシダーゼの作用により4-アミノアンチピリンとフェノールを定量的に酸化縮合させ，赤色キノン色素を生成する．その呈色液を吸光度測定し，総コレステロール量を求める．

---

*1　血漿中のグルコース濃度として表示
*2　標準値は130～220 mg/dl である．

エステル型コレステロール + H_2O →(コレステロールエステラーゼ) 遊離型コレステロール + RCOOH(脂肪酸)

遊離型コレステロール + O_2 →(コレステロールオキシダーゼ) Δ^4-コレステノン + H_2O_2

$2H_2O_2$ + 4-アミノアンチピリン + フェノール →(パーオキシダーゼ) 赤色キノン色素 + $4H_2O$

【試　薬】*　① 発色試薬：コレステロールエステラーゼ 20 unit/20 ml，コレステロールオキシダーゼ 37 unit/20 ml，パーオキシダーゼ 133 unit/20 ml，10 μmol 4-アミノアンチピリンを 10 mM フェノール含有の 0.1 M リン酸緩衝液 20 ml で溶解し，冷暗所で保存する．

　　② 標準液：コレステロール 300 mg/dl を 1% イソプロパノールを含む水溶液で溶解する．

【操　作】　表 5.3 を参照．

表 5.3　酵素法による血糖値，総コレステロール，トリグリセライドの測定操作

ステップ	血糖値(mg/dl)		総コレステロール(mg/dl)		トリグリセライド(mg/dl)	
	検体	標準	検体	標準	検体	標準
血　漿	0.02 ml	—	0.02 ml	—	0.02 ml	—
標準液[1]	—	0.02 ml	—	0.02 ml	—	0.02 ml
発色試薬	3 ml	3 ml	3 ml	3 ml	3 ml	3 ml
反　応[2]	37℃，5 分間		37℃，5 分間		37℃，10 分間	
測　定[3]	500 nm		500 nm		550 nm	

---

*　市販酵素は高価なので，デタミナー TC 5 の 150 ml 用（協和メデックス）など多くのキットが市販されている．

注意　1）　検量線の濃度：　血糖値 200～600 mg/dl，総コレステロール 150～600 mg/dl，トリグリセライド 200～800 mg/dl（トリオレイン換算値）．
2）　反応後の呈色は，各方法とも約1時間は安定しているので，その時間内に測定する．
3）　対照液は発色試薬を用いる．

【計　算】

$$\text{血糖・総コレステロール・トリグリセライド（mg/dl）} = \frac{\text{検体の吸光度}}{\text{標準液の吸光度}} \times \text{標準液濃度}$$

（B）　リポタンパク質の分離とコレステロールの測定

血清のリポタンパク質はカイロミクロン，VLDL（preβ-リポタンパク），LDL（β-リポタンパク），HDL（α-リポタンパク）に分類され，高リポタンパク血症などの判定に利用される．リポタンパクの分画は，超遠心分離法と電気泳動法により行われるが，HDLおよびβ-リポタンパクはヘパリンと二価陽イオンによる沈殿法が簡易測定法として実用化されている．

i）　HDLコレステロール（α-リポタンパク質）[1]

《ヘパリン・マンガン結合沈殿法》

【原　理】　血清のLDL，VLDLはマンガンイオンを介してヘパリンと結合し不溶性になるので，遠心分離して除き，上澄のHDLのコレステロールを測定する．

【試　薬】[2]　①　ヘパリン溶液：　ヘパリンナトリウム塩を 0.15 M NaCl 水溶液に溶かし，1 ml 当たり 5,000 単位の溶液とする．
②　1 M 塩化マンガン水溶液

【操　作】

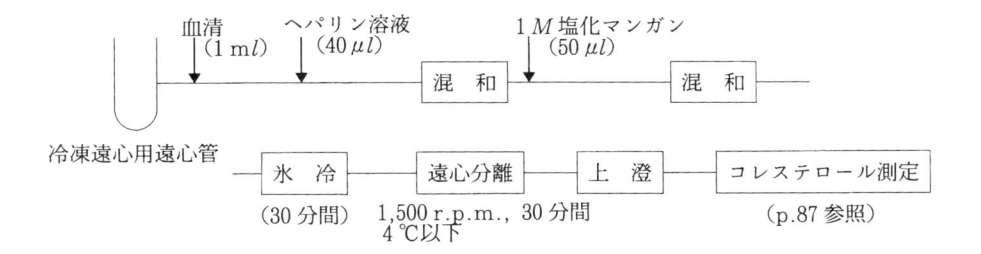

血清（1 ml）→ ヘパリン溶液（40 μl）→ 混和 → 1 M 塩化マンガン（50 μl）→ 混和
冷凍遠心用遠心管 → 氷冷（30分間）→ 遠心分離 1,500 r.p.m., 30分間 4℃以下 → 上澄 → コレステロール測定（p.87 参照）

ii）　LDLコレステロール（β-リポタンパク質）[3]

血清にヘパリンと塩化カルシウムを加えることによってβ-リポタンパクを沈殿させ，沈殿のコレステロール量から求める方法がある[4]．

---

*1　動脈壁を含めた各組織からコレステロールを肝に輸送し異化させる働きをもつ．また，この血中レベルは動脈硬化性疾患の発症予知に指針を与える．
*2　測定用のキットも市販されている．
*3　血中のコレステロールの運搬体として主に肝より動脈壁細胞を含む諸臓器に輸送を行う．細胞への取り込みはLDL受容体数により調節される．
*4　測定用キットが販売されている．

5.3.2 トリグリセライド[*1]

トリグリセライドは，生体のエネルギー貯蔵に関与し，その血清濃度の臨床的意義は肝障害，肥満症，動脈硬化症などの診断にある．定量法としてはバン・ハンデル法やアセチルアセトン比色法などもあるが，ここでは酵素法で行う．

【原理】 中性脂肪をリポプロテインリパーゼによって水解し，生成したグリセロールにグリセロールオキシダーゼを作用させる．このとき生成した過酸化水素をパーオキシダーゼの共役下でアミノアンチピリンとEMAEを縮合させ，生じた赤色キノン色素を比色定量する．

$$\begin{array}{c}CH_2OCOR\\|\\CHOCOR + H_2O\\|\\CH_2OCOR\end{array} \xrightarrow{\text{リポプロテインリパーゼ}} \begin{array}{c}CH_2OH\\|\\CHOH + 3RCOOH\\|\\CH_2OH\end{array}$$

トリグリセライド　　　　　　　　　　　グリセロール

$$\begin{array}{c}CH_2OH\\|\\CHOH + O_2\\|\\CH_2OH\end{array} \xrightarrow{\text{グリセロールオキシダーゼ}} \begin{array}{c}CHO\\|\\CHOH + H_2O_2\\|\\CH_2OH\end{array}$$

グリセロール　　　　　　　　　　グリセロアルデヒド

4-アミノアンチピリン ＋ H_2O_2 ＋ N-エチル-N-（3-メチルフェニル）-N'-アセチルエチレンジアミン（EMAE） $\xrightarrow{\text{パーオキシダーゼ}}$ 赤紫色キノン色素 ＋ $4H_2O$

【試薬】[*2] ① 発色試薬： リポプロテインリパーゼ 30.2 unit/20 ml，グリセロールオキシダーゼ 670 unit/20 ml，パーオキシダーゼ 268.3 unit/20 ml，10 μM 4-アミノアンチピリンと 0.9 mM の EMAE を含有する．0.1 M グッド緩衝液 pH 6.75 で溶解し，冷暗所に保存する．
　　　　② 標準液： グリセロール（トリオレイン換算）200 mg/dl 水溶液．

【操作】 表 5.3 を参照．

[*1] 基準値は 50～150 mg/dl である．
[*2] 市販キット（デタミナー TG，協和メデックス）がある．

5.3.3 チオバルビツール酸反応と過酸化脂質の測定

生体に脂質の過酸化反応が誘導されたかどうかの判定は，①脂質過酸化過程で生じるラジカル種の検出・定量，②過酸化脂質（脂質ヒドロペルオキシド）の定量，③アルデヒド，炭化水素，低級脂肪酸の定量，および④タンパク質などとの反応物の定量による．脂質過酸化反応の測定に最もよく利用されているのがチオバルビツール酸反応である．

【原　理】

脂質過酸化の分解で生じるマロンジアルデヒド（MDA）が，酸性，加熱条件化で2分子のチオバルビツール酸（TBA）と縮合して生じる赤色物質（TBARS）を非職定量することにより脂質の過酸化度を測定する．比色分析には，赤色物質の最大吸収波長が535nmであり，蛍光分析では，励起光を515nmに定め，553nm付近の蛍光極大を測定する．

【器　具】　① 分光光度計（535nm）
　　　　　② 共栓付きスピッツ試験管
　　　　　③ 湯煎器
　　　　　④ バイブレータ
　　　　　⑤ 遠心分離機

【試　薬】　① 0.67% TBA試薬
　　　　　　0.67gの2-thiobarbituric acidに純水を加えて100mlとする．
　　　　　② 標準液（10n mol/ml　テトラエトキシプロパン・メタノール溶液）
　　　　　　1,1,3,3-tetraethoxypropaneの110mgを量り，50mlメスフラスコにメタノール溶液とする（原液）．使用液は，原液から1000倍にメタノール希釈した溶液を用いる．
　　　　　③ 0.05M-塩酸
　　　　　④ 15%メタノール含有ブタノール溶液
　　　　　　特級のn-ブチルアルコール85mlにメチルアルコール15mlを加えて混合する．

【操　作】　① 試験管に0.3mlの試料をとる．
　　　　　② 0.05M-塩酸3.0mlとTBA試薬1.0mlを加えて混合する．
　　　　　③ 試験管のふたを閉じて，沸騰水中で30分間加熱する．
　　　　　④ 速やかに流水で室温まで冷却する．
　　　　　⑤ 15%メタノール含有ブタノール溶液4.0mlを加え，ふたを閉じて振とう抽出する．
　　　　　⑥ 遠心分離機で3000rpm，10分間した後，ブタノール層（上層）をとり，535nmで比色測定する．
　　　　　⑦ 標準液および盲検には，各試験管に標準液0.3ml，生理的食塩水0.3mlをとり，②～⑥の操作を行う．盲検を対照に，標準試料と検体の吸光度を測定する．

【まとめ】 計算方法
$$\text{過酸化物の濃度 (nmol/m}l) = f/F \times 10 \text{ nmol/m}l$$
F：標準試料の吸光度　f：検体の吸光度

生体試料の血液，血清，尿，組織などの脂質過酸化度をMDA値で表すこともできる．

5.4 タンパク質

5.4.1 総タンパク質，アルブミン・グロブリン比 (A/G) [*1]

血漿タンパク質の主要成分は，アルブミンとグロブリンであり，糖質および脂質と結合して複合タンパク質を形成している．血漿タンパク質の大部分は肝臓で合成され，血液中に分泌される．このことから血漿タンパク質量の変動は，消化器系の疾患，低栄養などからくる消化吸収障害，肝臓疾患による合成異常，糖尿病，悪性腫瘍などの分解異常や排泄異常などの臨床的意義がある．

(A) 総タンパク質の定量
【原　理】アルカリ溶液中でタンパク質のペプチド結合にCu^{2+}がキレート結合し，青紫色の錯化合物を作る．これを比色定量する．
【試　薬】[*2] ① 発色試薬：硫酸銅15g，酒石酸カリウムナトリウム6g，水酸化ナトリウム30g，ヨウ化カリウム1gに水を加えて1Lとする．
② 標準液 (8g/100ml)：ヒト結晶アルブミン8gを正確にはかり水に溶解し100mlとする[*3]．
【操　作】表5.4を参照．

(B) アルブミン，アルブミン・グロブリン比 (A/G) の測定
【原　理】アルブミンはブロムクレゾールグリーン (BCG) と特異的に反応し，生成した青色色素[*4]を比色定量する．A/G比は，ビュレット法で得た総タンパク質量からアルブミン量を差し引きグロブリン量を求めて算出する．
【試　薬】① 0.6 mM BCG保存液：BCG 419 mgを0.1N水酸化ナトリウム溶液10mlに溶解し，水を加えて1Lとし褐色瓶にて冷蔵保存する．

[*1] 基準値は総タンパク質量6.5〜8.2g/dl，アルブミン量3.8〜5.3g/dl，A/G比1.4〜2.0である．
[*2] 和光純薬などから測定用キットが市販されている．
[*3] 防腐剤として窒化ナトリウム50mgを加えると冷凍保存ができる．
[*4] 発色機構は不明であるが，発色試薬はアルブミンと結合し，pHの変化から発色する．このため緩衝液の種類やpH領域によって発色度が異なる．

② 0.1 M クエン酸緩衝液（pH 4.2）： 特級クエン酸 $C_6H_8O_7 \cdot H_2O$ 11.9 g を水約 900 ml に溶かし，水酸化ナトリウム溶液で pH 4.20 にし水を加えて 1 L とする．冷蔵保存が必要である．

③ 標準液（5 g/100 ml）： ヒト結晶アルブミン 5 g を水に溶かして 100 ml とする[*1]．

④ 30% Brij-35[*2]．

⑤ BCG 発色試薬： BCG 保存液 250 ml に 0.1 M クエン酸緩衝液（pH 4.0）750 ml を加え，30% Brij-35 を 4 ml 加える[*3]．

【操　作】

表 5.4　総タンパク質・アルブミンの測定操作

ステップ	総タンパク質		アルブミン	
	検体 A	標準 S	検体 A	標準 S
血　　漿	0.1	—	0.02	—
標 準 液	—	0.1	—	0.02
発 色 試 薬	5.0	5.0	5.0	5.0
反　　応	室温[1)] 30 分間[2)]		室温[1)] 10 分間	
測　　定	540 nm		630 nm	

注意 1) 温度にはあまり影響を受けない．
　　 2) 発色は 30 分間で最高となり，その後も安定している．精度の低い光電比色計では 20 分後から測定を行ってもよい．

【計　算】

$$総タンパク質濃度（g/dl）= \frac{血液の吸光度 \times 標準液総タンパク質濃度}{標準液の吸光度}$$

$$アルブミン濃度（g/dl）= \frac{血液の吸光度 \times 標準液アルブミン濃度}{標準液の吸光度}$$

グロブリン濃度＝総タンパク質濃度－アルブミン濃度

$$A/G = \frac{アルブミン濃度}{グロブリン濃度}$$

5.4.2　タンパク質の電気泳動

血中タンパク質は，細胞のタンパク質代謝の動的平衡維持に深くかかわっており，その異常は細胞の代謝異常を引き起こし，組織の病変は逆に血中タンパク質を変動させる．血中タンパ

＊1　防腐剤として窒化ナトリウム 50 mg を加えると冷凍保存ができる．
＊2　界面活性剤として和光純薬より市販されている．
＊3　pH 4.20±0.05 であるかを確認する．

ク質異常の検索法の一つとしてタンパク質の電気泳動法があり，この泳動パターンと分画比は各種の疾患に特徴的な変化を示す．血中タンパク質はアルブミン，$α_1$，$α_2$，$β$および$γ$-グロブリンの五つに分画できる．タンパク質の一般的な分画の方法としては，セルロースアセテート膜電気泳動法が用いられる．

【原 理】 アミノ酸は分子中にカルボキシル基（酸性基）とアミノ基（塩基性基）を有するため，溶液のpHによって電気的性質[*1]が変化する．アミノ酸のポリペプチドであるタンパク質も同じ性質を有し，変化を受けることになる．酸性溶液中では⊕荷電に，アルカリ性溶液中では⊖荷電を示すが，等電点[*2]においては荷電量は等しくなる．

血中タンパク質の等電点の大部分は，pH 5.0〜6.0の間にあるため，pH 8.6で通電（直流）すると，すべてのタンパク質が⊖に荷電し，その結果⊕極に向かって移動する（電気泳動移動度）．移動度は荷電量によって異なるため，タンパク質の分離，分画が可能となる．電気泳動法の操作は，準備，膜の前処理，試料の塗布，通電，染色，脱色および定量法から構成されるが，詳細については電気泳動装置に詳しい説明書が付いているので参考にしていただきたい．図 5.7[*3]，表 5.5[*4]に代表的な異常血清タンパク質の電気泳動像を示す．

図 5.7 代表的な異常血清タンパク電気泳動像

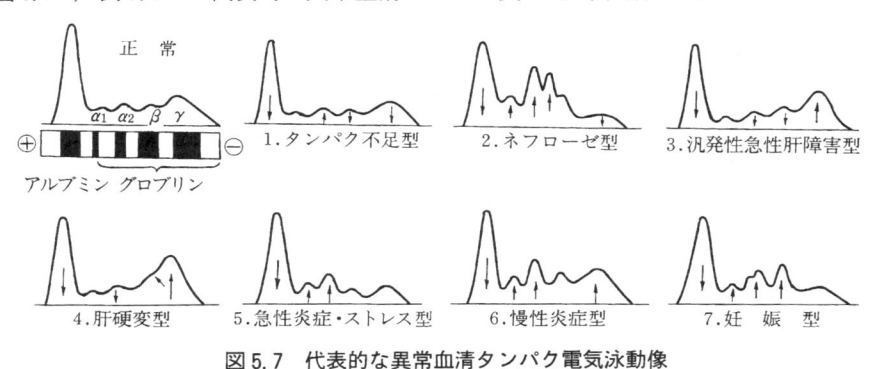

表 5.5 血清タンパク質の病的変動

1. タンパク不足型
    栄養不足・悪液質・腸吸収不良症候群・タンパク漏出性胃腸症・腎不全（末期）・本態性低タンパク血症
2. ネフローゼ型
    ネフローゼ症候群
3. 汎発性肝障害型
    亜急性肝炎・劇症肝炎・慢性肝炎など
4. 肝硬変型
    肝硬変症・膠原病

[*1] "両性電解質"といわれる．
[*2] タンパク質の⊕および⊖荷電量が等しくなるpHをいう．等電点においてはタンパク質は溶解性が減じ，凝固，沈殿する．
（アルブミン 4.6，$α$-グロブリン 5.0，$β$-グロブリン 5.1など）．
[*3] 「金井泉ほか 臨床検査法提要（金原出版）p.491」より
[*4] 「河合忠 血液化学検査 3（中外医学社），p.281〜p.286」より

5．急性炎症・ストレス型
　急性感染症・外傷・心筋梗塞・血栓症・心不全など
6．慢性炎症型
　慢性感染症・悪性腫瘍・アジュバント病・悪性腫瘍・結合織病・自己免疫病・本態性高ガンマグロブリン血症
7．妊娠型
　妊娠（中期以降）

5.5　酵　　素

5.5.1　血清トランスアミナーゼ*（GOT：AST, GPT：ALT）

アミノ酸とα-ケト酸とのアミノ基転移反応を触媒するアミノ基転移酵素 transaminase の中で，グルタミン酸・オキザロ酢酸トランスアミナーゼおよびグルタミン酸・ピルビン酸トランスアミナーゼは臨床上最も重要とされている．補酵素としてピリドキサールリン酸（pyridoxal phosphate PALP）が酵素反応に関与する．代謝上はアミノ酸からケト酸の生成と，グルタミン酸とアスパラギン酸を経てアミノ酸のアミノ基を尿素サイクルへ送り込む役割がある．

$$RCOCOOH + R'CHNH_2COOH \rightleftarrows RCHNH_2COOH + R'COCOOH$$

i) Glutamic oxaloacetic transaminase (GOT)

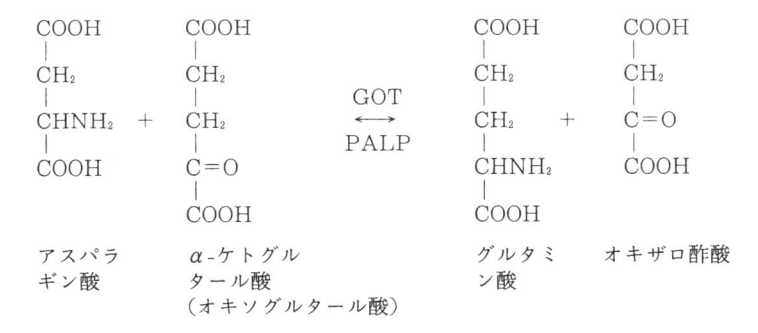

$$\begin{array}{c}COOH\\|\\CH_2\\|\\CHNH_2\\|\\COOH\end{array} + \begin{array}{c}COOH\\|\\CH_2\\|\\CH_2\\|\\C=O\\|\\COOH\end{array} \underset{PALP}{\overset{GOT}{\rightleftarrows}} \begin{array}{c}COOH\\|\\CH_2\\|\\CH_2\\|\\CHNH_2\\|\\COOH\end{array} + \begin{array}{c}COOH\\|\\CH_2\\|\\C=O\\|\\COOH\end{array}$$

アスパラギン酸　　α-ケトグルタール酸（オキソグルタール酸）　　グルタミン酸　　オキザロ酢酸

---

*　基準値は GOT 8～40　Karmen 単位, GPT 5～35 Karmen 単位である.
AST (aspartate aminotransferase)
ALT (alanine aminotransferase)

ii) Glutamic pyruvic transaminase (GPT)

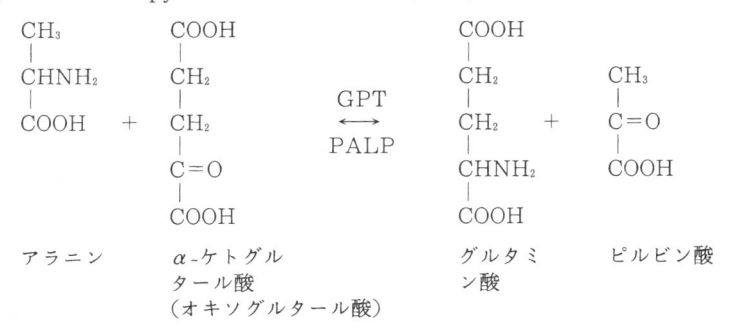

$$\begin{array}{c}CH_3\\|\\CHNH_2\\|\\COOH\end{array} + \begin{array}{c}COOH\\|\\CH_2\\|\\CH_2\\|\\C=O\\|\\COOH\end{array} \underset{PALP}{\overset{GPT}{\longleftrightarrow}} \begin{array}{c}COOH\\|\\CH_2\\|\\CH_2\\|\\CHNH_2\\|\\COOH\end{array} + \begin{array}{c}CH_3\\|\\C=O\\|\\COOH\end{array}$$

アラニン　　　　α-ケトグル　　　　　　　　グルタミ　　　　ピルビン酸
　　　　　　　　タール酸　　　　　　　　　　ン酸
　　　　　　　（オキソグルタール酸）

　GOT は心筋，肝臓および脳に多く，ついで骨格筋，腎臓に含まれている．GPT は一般にGOT に比べ低く，最も多い肝臓で GOT の約 1/3 の活性である．他に腎臓，心筋および骨格筋にも含まれている．GOT，GPT ともに心筋や肝細胞の損傷によって血清中に逸脱されるため，肝臓，心疾患[*1]の際に血清中の活性が上昇し，これらの診断の有力な指標となっている．測定法は紫外部測定法に基づく Karmen 法が標準法とされている．この他，生成した α-ケト酸のジニトロフェニルヒドラジン（DNP）発色[*2]や，オキザロ酢酸のジアゾニウム塩[*3]による発色を利用した比色測定法がある．ここでは DNP 比色法を行う．

　【原理】 基質に血清を加えて酵素反応後生成した α-ケト酸〔オキザロ酢酸（GOT の場合）またはピルビン酸（GPT の場合）〕は酸の触媒で DNP と脱水縮合してヒドラゾンを形成する．そしてアルカリ性でキノイド型となり赤褐色に発色させ，検量線[*4]から酵素活性を求め，紫外部法との単位換算表から Karmen 単位に換算して表す．

　【試薬】[*5] ① 0.1 M リン酸緩衝液（pH 7.4）：リン酸二ナトリウム $Na_2HPO_4 \cdot 2H_2O$ 7.12 g とリン酸一カリウム KH_2PO_4 1.36 g を水に溶かして 500 ml とし，pH 7.4 に調製する．

　　　② 2 mM α-ケトグルタール酸，200 mM L-アスパラギン酸溶液（GOT 用基質液）：α-ケトグルタール酸 29.2 mg，L-アスパラギン酸 2.66 g を小ビーカーにとり，1 N 水酸化ナトリウムを約 20 ml 加えて溶解し，1 N 塩酸を加えて pH 7.4 に調製したのち，100 ml のメスフラスコに入れ ① の 0.1 M リン酸緩衝液で定容する．クロロホルム 1 ml を加え振とう後，冷凍保存[*6]する．

　　　③ 2 mM α-ケトグルタール酸，200 mM アラニン溶液（GPT 用基質液）： L-アラニン 1.78 g と α-ケトグルタール酸 29.2 mg を 0.1 M リン酸緩衝液 15 ml に溶か

---

* 1　GOT＞GPT：　肝硬変，肝ガンが疑われる．
　　　GPT＞GOT：　肝炎（急性・慢性），閉塞性黄疸が疑われる．
　　　GOT≫GPT：　心筋梗塞．
* 2　Reitman Frankel 法，日本消化器病学会肝機能研究班による方法．
* 3　Babson 法．
* 4　基質中の α-ケトグルタール酸も呈色するので，検量線作製時に加えて補正する．
* 5　標準測定法のキットが和光純薬より販売されている．
* 6　約 1 カ月安定して使える．少量ずつポリ瓶に入れると便利．

す．pH 7.4 になるように 1 N 水酸化ナトリウムで調製したのち，リン酸緩衝液で 100 ml に定容する．クロロホルム 1 ml を加え振とう後，冷凍保存する．

④ 1 mM 2,4-ジニトロフェニルヒドラジン（DNP）溶液：特級 2,4-ジニトロフェニルヒドラジン 20.0 mg を精秤し，濃塩酸（特級）7.0 ml に溶かしたのち水で 100 ml とする．冷蔵庫に保存する．

⑤ 0.4 N 水酸化ナトリウム．

⑥ 20 mM ピルビン酸標準液（保存液）：ピルビン酸リチウム $CH_3 \cdot CO \cdot COOLi \cdot H_2O$ [*1] 224 mg を 0.1 M リン酸緩衝液に溶解し，100 ml とする．クロロホルム 1 ml を加え冷蔵庫に保存する[*2]．

⑦ 2 mM ピルビン酸使用標準液：20 mM 保存液を検定後，使用時にリン酸緩衝液で 10 倍に希釈する．

【操　作】

ステップ	試薬・検体	主検：A	盲検：B
予備加温	GOT 用または GPT 用基質液（ml）	1.0 37℃	1.0 5 分間
酵素反応	血清[1]（ml）	0.2 37℃ GOT：60 分間	— GPT：30 分間
反応停止，発色	2,4-ジニトロフェニルヒドラジン（ml）	1.0	1.0
	血清（ml）	—	0.2
		室温	20 分間放置
	0.4 N 水酸化ナトリウム（ml）	10.0	10.0
		振とう後	10〜30 分間放置
吸光度測定	505 nm	E_A	E_B

[注意] 1) 溶血した血清は血球中の GOT によりきわめて高値となるので，避ける．

【検量線の作成】 試験管に 2 mM ピルビン酸使用標準液，GOT 用または GPT 用基質液[*3]（2 mM α-ケトグルタール酸を含む）を表 5.6 のようにとり，DNP 1.0 ml を加え以下血清の場合と同様に行う．ピルビン酸 0.2 μM 以上の吸光度と 0 μM との差から，Karmen 単位と吸光度の検量線を作る（図 5.8）．

[*1] 最純品．
[*2] 2〜3 カ月安定して使用できる．
[*3] 基質によって検量線があまり変わらないので，どちらか一方の基質液で共用してもよい．

表 5.6 検量線の作成法

試　薬	ピルビン酸 μM	0	0.1	0.2	0.3	0.4	0.5	0.6
2 mM ピルビン酸（ml）		0	0.05	0.1	0.15	0.2	0.25	0.3
基質液（ml）		1.0	0.95	0.9	0.85	0.8	0.75	0.7
水（ml）		0.2	0.2	0.2	0.2	0.2	0.2	0.2
Karmen 単位[*1]	GOT	0	11	24	40	60	82	112
	GPT	0	12	26	41	58	75	93

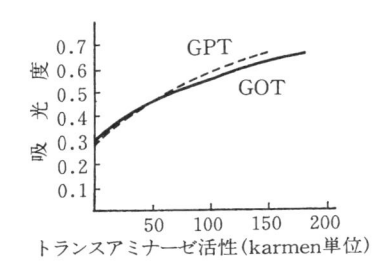

図 5.8　検 量 線[*2]

5.5.2　LDH，ALPの測定

(A)　LDH の測定

【原　理】　LDHはピルビン酸を還元して乳酸に変化させる酵素である．そこで，気質のピルビン酸に血清を加えて酵素反応させた後，残っているピルビン酸を発色させて，その際の吸光度の減少を利用してLDH活性の測定を行う．ピルビン酸を乳酸に変化させる反応においては，LDHとともにNADH補酵素がないと反応が進まない．

【試　薬】　① 0.1Mリン酸緩衝液（pH7.4）

リン酸一水素ナトリウム14.5gとリン酸二水素カリウム1.29gを純水に加えて全容500mlにする．

② 基質液：ピルビン酸標準溶液（2mMピルビン酸リチウム）

ピルビン酸リチウム22.4mgを0.1Mリン酸緩衝液に溶かし，全容を100mlとする．

③ 14.1mM　NADH溶液

β-NADH二ナトリウム10mgを0.1Mリン酸緩衝液1mlに溶かす．（使用時に調製）

④ 1mM 2,4-ジニトロフェニルヒドラジン発色試薬液

2,4-ジニトロフェニルヒドラジン20mgを濃塩酸7mlに溶かし，純水で全容100mlとする．

[*1]　0.48 Karmen 単位＝1ミリ国際単位．

[*2]　本法の検量線は2mM DNPを使っているため直線にならない．3mMにすると直線に近づく．測定時の温度に影響されるので，測定のたびに検量線を作る．

⑤ 0.4 M 水酸化ナトリウム
⑥ 検体酵素液：血清

【操　作】　① 試験管に基質液 1 ml と NADH 溶液 0.1 ml にとり，37 ℃の恒温水槽中で 3 分間加温する．
② 血清 0.1 ml を加えて，37 ℃の恒温水槽中で 30 分間反応させる．
③ 恒温水槽から取り出し，発色試薬 1 ml を加えて混和し室温に 20 分間放置する．
④ 0.4 N NaOH 10 ml を加えて混和し，室温に 10 分間放置後，520 nm で吸光度を測定する．
⑤ 空試験は純水を対照にしてほかの試薬の操作法に従い行う．
⑥ 検量線の作成にはピルビン酸標準溶液を使用して③④の操作を行う．

【まとめ】　酵素活性が高いと発色が減少していくことを確かめる．

(B)　ALP の測定

【原　理】　ALP は，基質として p-ニトロフェノールリン酸エステルを用い，血清を加えて酵素作用させた後，生成する．p-ニトロフェノールによる吸光度の増加を利用して活性の測定を行う．

なお，この実験操作は **2.2.5　アルカリホスファターゼ活性の測定** に準拠している．

【まとめ】　酵素活性は反応液の pH に依存して著しく変動することからトリス－塩酸緩衝液の pH を変えると活性が異なる．

6 尿の実験

生体は，利用した栄養素の最終代謝物や，代謝過程で生じた有害物質などの不要な物質を選別して尿として体外へ排泄し，生体の恒常性の維持に重要な役割を演じている．尿に含まれる成分の量的，質的変化，とくに異常成分の有無の検査は尿生成に関連する臓器[*1]や，体の生理的状態を知るうえで欠くことができない．

したがって，尿の一般的性状や尿成分の分析は，血液検査とともに栄養学上きわめて重要である．

6.1.1 尿に関する基礎知識

(A) 尿の生成

栄養素の最終代謝物などは血液で腎臓に運ばれる．腎臓の糸球体で血液中の低分子の水溶性物質を沪過し，ついで尿細管において沪液中の有用物質，水分などを再吸収し，未吸収物質が尿として排出される．

心臓や腎臓の機能低下は，血流量や血液の沪過能力，再吸収および尿の濃縮，希釈作用に影響を及ぼし尿量や成分に変化を起こす．

(B) 採尿と保存

尿検査に用いる尿は採取直後の新鮮尿[*2]を使用するのが原則である．古くなった尿は成分の分解や腐敗などにより変化[*3]を起こすことが多い．

排尿ごとの成分は一定[*4]でなく，その変化が恒常的なものか一過性のものか判別しにくいため，定量検査においては24時間尿を用いる．24時間尿を集めるには午前8時に排尿させ，その後の尿をすべて集め[*5]翌朝8時の尿をもって1日尿とする．

保存にあたっては栓付の容量2Lの瓶にトルエン2～3 mlを防腐剤[*6]として加え冷暗所におく．

[*1] 腎臓（尿生成），心臓（血液循環）および血液の循環がなされている全身の臓器．
[*2] 排尿後30分以内が望ましい．
[*3] 放置により成分に変化をきたすもの： ウロビリノーゲン，ビリルビン，アセトン，アセト酢酸，pH，尿沈渣など．
[*4] 起床後の最初の尿が腎の濃縮作用によって一番高濃度でありpHも最も低いので異常を発見しやすい．しかし糖尿は発見されにくい．
[*5] 排便時の尿も注意して集める．
[*6] トルエンの他，キシレン，ホルマリン，クロロホルムでもよい．ただし，ホルマリン，クロロホルムは還元性を有するので，糖検査（ベネジクト法，ニランデル法）の尿には不適当である．

（C） 尿　　量

尿量は食物量，飲水量，季節，運動，発汗など生体に及ぼす要因によって著しく変動する．1日の尿量は健康成人でおよそ 1.0～2.0 L であるが，尿量により次のように分けられる．

① 多尿症：　尿崩症，糖尿病，腎萎縮などにより 2.5 L 以上の尿が続く場合をいうが多量の飲水によっても起こる．

② 乏尿症：　急性腎炎，心不全など腎臓や心臓の機能低下や激しい下痢，嘔吐，発汗などにより 0.5 L 以下の尿量が続く場合をいう．

③ 無尿症：　尿閉症，腎炎，結石や極端な水分摂取不足により 0.1 L 以下の尿が続く場合をいう．

（D） 尿の比重

尿の溶質濃度を示し，腎臓での濃縮，希釈機能を最もよく表す．比重は尿の色と比例し尿量と反比例する．24 時間尿の基準値は 1.003～1.030*前後である．比重測定は尿比重計（ウリノメーター）で比重を測定し同時に尿温も計る．

尿温度が規定尿温（15℃）よりも高いときは 3℃ごとに測定した比重に 0.001 を加え，低いときは逆に減じて尿の比重を補正する．

（E） 尿の色調

正常尿の色は一般的に葉黄色～淡黄褐色である．これはウロクロンや胆汁色素ビリルビンが還元されたウロビリノーゲンなどの色によるものである．

尿色素成分の1日の排泄量はほぼ一定であるが，腎臓での尿の濃縮程度によって尿の色は変化する．そこで検査には 24 時間尿を使用するのが原則である．黄疸尿（ビリルビンによる黄色），血尿（ヘモグロビンによる赤色）などは特有の尿色を呈する．

（F） 尿の混濁

新鮮な正常尿は清澄であるが，放置すると尿酸塩の赤褐色の濁りやリン酸塩，炭酸塩の濁りを生ずることがある．採尿後しばらく放置すると雲状浮遊物（ヌベクラ）が女子の尿に多くみられるが病的なものではない．しかし，排尿直後の尿の混濁は異常であり，腎臓や膀胱の炎症による赤血球，白血球，粘液，脂肪，細菌および各種尿円柱などの混入が考えられる．

（G） 尿の pH

正常尿は通常の場合弱酸性で，pH は約 6.0（pH 4.5～8.0 の範囲で変化）であるが摂取食物の種類によって変わる．肉類を多量に摂ったときの尿はタンパク質によるリン酸塩，硫酸塩，尿酸などのために酸性に傾きやすく，カリウムを多く含む野菜や果物を摂取したときはアルカ

---

*　比重の上昇（1.030 以上）：　糖尿病，熱性疾患，下痢など．
　　比重の低下（1.001 以下）：　尿崩症など．

リ性を示す.

また腐敗尿は，尿素の分解で生じたアンモニアによりアルカリ性を示す．pH の簡易測定は測定範囲5.0～9.0の pH 測定試験紙 BCG，MR，BTB[*1]を組み合わせて行い，その色調の変化を pH 標準変色表と比較するとよい．

6.1.2 正常成分と検査法

(A) 尿　酸

尿酸は，食物中の核タンパク質および体内の核タンパク質の分解により生ずるプリン体の最終代謝産物として尿中に排泄される．

尿の尿酸量は腎糸球体の沪過能，尿細管の再吸収能によって異なる．腎臓の機能障害や組織細胞の崩壊が激しい場合は，高尿酸血症を起こし関節軟骨に尿酸塩の沈着や結石がみられ痛風になりやすい．

ⅰ) ムレキシド (Murexide) 試験

尿酸を硝酸で酸化すると酸化生成物のアロキサンを生じ，さらにアロキサンチンに変わる．アロキサンチンは過剰のアンモニアにより紫紅色のムレキシドを形成する．

尿酸 → アロキサン ほか → アロキサンチン → ムレキシド

【試　薬】 ① 10％硝酸溶液
　　　　　② 濃アンモニア水

【操作・判定】

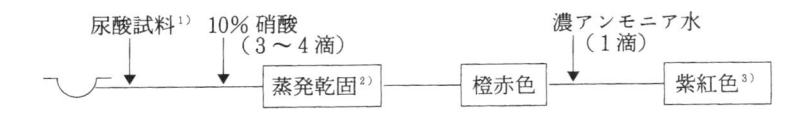

尿酸試料[1)] → 10％硝酸（3～4滴） → 蒸発乾固[2)] → 橙赤色 → 濃アンモニア水（1滴） → 紫紅色[3)]

注意
1) 尿酸試料には尿200～300 ml に濃塩酸2～3 ml を加え，一昼夜放置後に生じる尿酸の沈殿を用いる．または新鮮尿10～50 ml を遠心分離（1,500 r.p.m.，5分間）し，遠沈管底の尿沈渣[*2]（白濁の沈殿物）を用いる．尿沈渣の採取は管底の尿沈渣を駒込ピペットを使って取るか，上澄液を捨てて遠心管を倒立させ，管底の尿沈渣に少量の水を加えて白磁皿に採取する．
2) 蒸発乾固はドラフト内または換気のよい場所にて湯浴上で行う．
3) 尿沈渣を試料とした場合，尿酸以外の成分のため色調の変化が不明瞭で判別しにくい．あらかじめ尿酸を少量の水に溶かしたものでムレキシド試験を実施し，色調の変化を確認しておくとよい．

[*1] BCG（ブロムクレゾールグリーン），MR（メチルレッド），BTB（ブロムチモールブルー）．
[*2] 尿沈渣には，析出塩類（リン酸塩，尿酸塩），細胞成分（赤血球，白血球，各種上皮細胞，ガン細胞，細菌，寄生虫など），円柱（赤血球円柱，白血球円柱，脂肪円柱，色素円柱など）を含む．

(B) 尿素の測定（ウレアーゼ・インドフェノール法）

尿素はタンパク質の最終代謝産物であり，1日の排泄量は25～30gである．尿素は各組織でアミノ酸の脱アミノ反応で生ずるアンモニアと，炭酸ガスから肝臓の尿素サイクルを経てつくられる．尿中への排泄は体タンパク質の異化作用の促進，肉類の多量摂取などによって増加する．尿素測定は肝臓のタンパク質代謝レベルや腎臓機能を知るうえで重要である．

【原　理】　ウレアーゼの作用で尿素より生じたアンモニアはフェノールと反応して p-アミノフェノールとなる．ついで次亜塩素酸により酸化されてインドフェノール（青色）を生じ，これを比色定量する．

$$CO(NH_2)_2 + H_2O \xrightarrow{\text{ウレアーゼ}} NH_3 + CO_2$$

$$NH_3 + HO-\!\!\bigcirc\!\!- \longrightarrow HO-\!\!\bigcirc\!\!-NH_2$$
$$\text{\hspace{10em}} p\text{-アミノフェノール}$$

$$\longrightarrow HO-\!\!\bigcirc\!\!-NH-\!\!\bigcirc\!\!-OH + NaOCl$$

$$\longrightarrow HO-\!\!\bigcirc\!\!-N=\!\!\bigcirc\!\!=O$$
$$\text{インドフェノール（青色）}$$

【試　薬】　① フェノール試薬[*1]：　ニトロプルシッドナトリウム[*2] 25 mgとフェノール 5.0 gを水で溶かし全量を500 mlとする．

② アルカリ性次亜塩素酸試薬：　水酸化ナトリウム2.5 gを水300 mlに溶かし，これに次亜塩素酸ナトリウム（有効塩素10％）3 mlを加え水で全量を500 mlにする．

③ ウレアーゼ試薬：　エチレンジアミン・四酢酸・二ナトリウム 0.2 gを水に溶かし，水酸化ナトリウム溶液でpH 6.8[*3]に調製する．この液にウレアーゼ（Sigma typeⅡ）粉末[*4] 50 mgを加えて溶かし，水を加えて500 mlにする．

④ 尿素窒素標準液[*5]：　よく乾燥した尿素（特級）0.643 gを精秤し水に溶かして，全量を100 ml（尿素窒素標準原液 300 mg$N$/dl）にする．原液を水で希釈[1)]して使用標準液（3.0 mg$N$/dl）をつくる．

【操　作】　盲検液，使用標準液，希釈尿については次表のように操作する．

[*1] 褐色瓶に入れ5℃で保存する．
[*2] 発色度を増強する．
[*3] 0.2 Mリン酸緩衝液約50 ml（0.2 M Na$_2$HPO$_4$ 24.5 mlと0.2 M KH$_2$PO$_4$ 25.5 mlを混合する）でpH 6.8に調製し，水を加えて500 mlとしてもよい．
[*4] 氷室保存する．
[*5] 市販品（30 mg$N$/ml：第一化学）を使用してもよい．

ステップ	検体 A	検体 B	標準液 S	盲検
希釈尿[2]	0.2	0.2	0.2	−
水	0.7	0.8	0.7	1.0
	混 合			
ウレアーゼ	0.1	−	0.1	−
反応	37℃, 20分間（常温の場合30分間）			
フェノール試薬	1.0	1.0	1.0	1.0
	混 合			
アルカリ性次亜塩素酸試薬	1.0	1.0	1.0	1.0
	37℃, 10分間（常温の場合20分間）加温放冷後吸光度測定（625 nm）			
測定	E_A	E_B	E_S	対照

注意
1) 検量線から尿素窒素量を求めるときは、尿素窒素標準原液を 1.5, 3.0, 4.5, 6.0 mgN/dl となるように希釈した標準液系列をつくり、その 0.2 ml について同じように操作し検量線を作成する．
2) 尿を200〜300倍に希釈する．学生実験では、24時間尿を集めるのは困難なので、一回尿を用いるとよい．一回尿中の尿素量は午前、午後でかなり変動するため、尿のおおよその希釈倍数を予備実験で検討する必要がある．希釈尿Bは尿中の既存アンモニア測定用．

【計 算】

$$尿素窒素量 (\mathrm{mg}N/\mathrm{m}l) = \frac{E_A - E_B}{E_S} \times 0.006 \times \frac{D}{0.2}$$

E_S：使用標準液の吸光度

E_A：希釈尿Aの吸光度

E_B：希釈尿Bの吸光度（希釈尿中の既存アンモニア量）

0.006：使用標準液（3.0 mgN/dl）0.2 ml 中の尿素窒素量

D：尿の希釈倍数

尿素量 (mg/ml) ＝尿中尿素窒素量×2.14

2.14：窒素尿素換算係数 $= \dfrac{CO(NH_2)_2}{N_2} = \dfrac{60}{28} = 2.14$

(C) クレアチニンの定量

クレアチンは，リン酸と結合して動物組織中に広く存在し，特に筋肉細胞内では筋運動の初期エネルギーとして重要な働きをしている．クレアチニンは，クレアチンの代謝産物であるクレアチンリン酸から常に生産され，腎臓からクレアチンとともに排泄される．クレアチンは，生体に必要な成分として近位尿細管でほとんど再吸収されるため，健常者では通常尿中に現れてこない．一方，クレアチニンは，腎臓で再吸収されることなく尿中に排泄されており，その量は腎糸球体の沪過量と等しく，腎機能の指標として用いられる．

【原　理】　クレアチニンは，ピクリン酸とアルカリ性溶液において反応し，活性メチレン基とピクリン酸の縮合化合物である橙色のクレアチニンピクラートを生成する(ヤッフェ；Jaffe)．生体内代謝反応とは異なり，クレアチンに酸を加えて加熱すれば脱水し，直接クレアチニンに変化する．そこで両者を含む検体では，酸加熱前後のクレアチニン量の差がクレアチン量となる．この反応はクレアチニンに対して特異的なものではなく，還元性物質もピクリン酸と結合して，短波長に吸収極大がある類似の呈色を示すので，この影響の少ない 520 nm で測定する．

反応式

クレアチニン　　　ピクリン酸　　　　　　　　　　　クレアチニンピクラート（橙赤色）

【試　薬】　① ピクリン酸溶液：　特級ピクリン酸*1.0 g を加温溶解し，冷却後水を加えて全量を 100 ml にする．
　　　　　② 2.5 M 水酸化ナトリウム溶液
　　　　　③ クレアチニン標準液：　クレアチニン 100 mg を精秤し 0.1 N 塩酸で溶解し，全量を 100 ml にする．

【操　作】　① 100 ml のメスフラスコにそれぞれ尿 1.0 ml（0.5 ml），クレアチニン標準液 0 ml（盲検液），0.3 ml，0.6 ml，1.2 ml を正確にとり，それぞれにピクリン酸溶液 20 ml，NaOH 液 1.5 ml ずつを加えて軽く混ぜ，10 分間放置後，100 ml まで水を満たし，混和する．室温に 20 分間放置後，均一に混ぜたのち，分光光度計を用いて尿およびクレアチニン液の吸光度を測定する．（520 nm）
　　　　　② クレアチニン液の吸光度の値を用いて標準曲線を作成し，尿中のクレアチニン量（mg/ ml）を求める．

＊　$C_6H_3O_7N_3$ 再精製したピクリン酸ならさらによい．ピクリン酸溶液は古くなるとクレアチニンとの呈色度に変化をきたす．そこでピクリン酸溶液をクレアチニン標準液と反応呈色させ検定する必要がある．発色 30 分後と 60 分後の吸光度（530 nm で測定）の差が，0 または 2 % 以内ならば使用可能である．

[注意] 1) クレアチニン濃度が高い場合，0.5～1.0 mg/mlになるように尿を希釈し，計算のときに希釈倍数を乗ずる．（尿量をかえて，計算時に1 ml換算）
2) 安全ピペットを用いる．

【検量線の作成】 縦軸にクレアチニン標準液の吸光度E，横軸にクレアチニン標準液のクレアチニン濃度（0.3，0.6，1.2 mg/ml）を記入し検量線を作成する．

【計　算】 検量線に吸光度E_sを代入し，1日の尿中クレアチニン排泄量を求める．

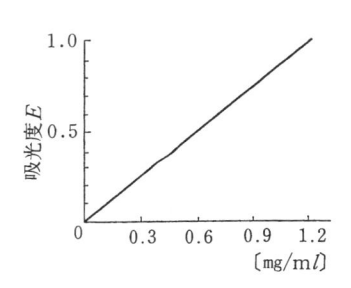

図6.1 クレアチニンの検量線

クレアチニン量(mg/日)＝クレアチニン量(mg/ml)×24時間尿量(ml)
　　　　　　　　　　　　（検量線の値）

【判　定】 尿のクレアチニンは0.7～1.7g/日である．体重1kg当たり24時間の総クレアチニン排泄量（mg）をクレアチニン係数といい，運動や尿量によって影響を受けない．通常，成人男子20～26，成人女子14～22で，同一人の場合，排泄量は一定である．

6.1.3 異常成分[*1]と検査法

（A） 尿タンパク

正常尿中にも微量のタンパク質[*2]が含まれているが，尿中排泄量が増加し容易に検出しうる場合をタンパク尿という．血漿タンパク質は分子の大きさによって腎臓の糸球体で選択的に沪過され，沪液中のタンパク質は尿細管によって吸収される．タンパク質は腎炎や糖尿病などによる腎機能低下にともない尿中へ排出される（病的タンパク尿）．また激しい運動，神経の興奮，肉の多食によっても尿中排泄量は増加する（生理的タンパク尿）．

病的なタンパク尿は，多量のタンパク質が持続的に排泄されることが特徴である．

ⅰ）　試験紙法（タンパク誤差反応[*3]）

【原　理】 テトラブロムフェノール指示薬は，pH 3.0（クエン酸緩衝液）下でタンパク質と複合物を形成し，タンパク質量に応じて黄色～青緑色に変化する．

【試薬・操作・判定】 よく撹拌した新鮮尿にタンパク質検査用試験紙[*4]を浸し測定する．正確な結果を得るためには試験紙についた余分な尿は沪紙で軽く吸い取り，尿と試薬を正確に規定時間反応させることが大切である．

---

*1　学生実験では，異常成分のタンパク質，糖質，アセトン体の検出にはアルブミン2g，ブドウ糖10g，アセトン3 mlを水1Lに溶かし，適量のピクリン酸で色をつけた人工異常尿を用いるとよい．
*2　2～8 mg/dl．
*3　タンパク質と結合した指示薬は溶液の真のpHより高い値を示す．
*4　ウリスティックスⅡ（Ames社），ウロペーパーマルチ（栄研）など．

また多成分検査用試験紙では，そばの試薬が触れ合わぬよう試験紙を必ず水平に保つようにする．判定は色調度を標準色調と比較し判定量値とする．

ii) スルホサリチル酸法

【原　理】　等電点よりも酸性側で陽イオン型となるタンパク質がスルホサリチル酸[*1]の陰イオンと結合しその塩が沈殿する．

【試　薬】　①　5％酢酸溶液
　　　　　　②　20％スルホサリチル酸溶液

【操作・判定】

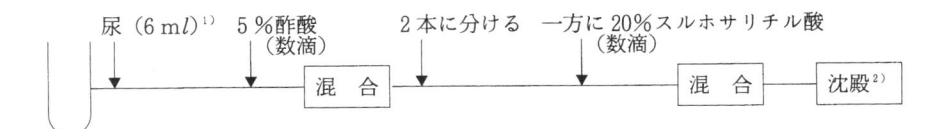

尿（6 ml）[1)] → 5％酢酸（数滴）→ 混合 → 2本に分ける → 一方に20％スルホサリチル酸（数滴）→ 混合 → 沈殿[2)]

注意　1) 尿に濁りのあるときは沪過して用いる．対照尿を用意する．
　　　2) 黒紙を背景に対照尿と比較し，白濁，沈殿を認めるときは陽性．血清アルブミンの10, 20, 50, 100, 200 mg/dl を同様に操作し比較して判定量値とする．本法は鋭敏なので，微陽性のときは煮沸試験を実施し，陽性ならばタンパク尿である．検出限界 1.5 mg/dl．

iii) 煮沸試験

【原　理】　タンパク質液を弱酸性にして煮沸すると熱変性によりゲル化し，さらに凝固，沈殿する．

【試　薬】　5％酢酸溶液

【操作・判定】

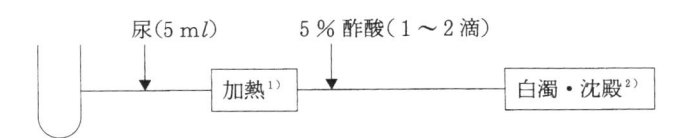

尿（5 ml）→ 加熱[1)] → 5％酢酸（1〜2滴）→ 白濁・沈殿[2)]

注意　1) 直火，突沸に注意する．煮沸して白濁を認めるときはタンパク質，リン酸カルシウムの存在が予想できる．
　　　2) 5％酢酸を加え黒紙を背景に白濁の有無を検査する．白濁が消えずに残った場合は陽性．この沈殿は酢酸の加え過ぎにより消失するので注意する（2〜3滴以内）．検出限界は 5 mg/dl．

(B) 尿　糖

一般に尿糖という場合，尿に含まれるブドウ糖をさす．正常時の血液中のブドウ糖量（血糖

---

*1　HO— COO$^-$ 　　　SO$_3^-$ （酸性溶液中）

値）はおよそ 100 mg/dl であるが，160～180 mg/dl 以上では腎臓でのブドウ糖の再吸収が不完全となり糖尿となる（腎性糖尿）．

糖尿の種類はインシュリン形成不良による膵臓性糖尿と腎性糖尿および食餌性高血糖，ストレスなどによる一過性糖尿に分けられる．

ⅰ) 試 験 紙 法

ブドウ糖が試験紙のブドウ糖酸化酵素によりグルコン酸と過酸化水素に酸化され，ついでペルオキシダーゼは過酸化水素に作用し，遊離した酸素がオルトトルイジンを酸化して呈色する．なお，呈色度はかなりのブドウ糖の濃度幅を有するので注意を要する．

ⅱ) ベネディクト（Benedict）法

【原　理】 ブドウ糖（還元糖）量に応じて試薬中のCu^{2+}が$Cu_2O(Cu^+)$に還元されることによる．

$$CuSO_4 + Na_2CO_3 \longrightarrow Cu(OH)_2 (青色) \xrightarrow{還元糖} Cu_2(OH)_2 (黄色) \longrightarrow Cu_2O (赤褐色)$$

【試　薬】 ベネディクト試薬： クエン酸ナトリウム 173 g と無水炭酸ナトリウム 100 g を水 800 ml に加温溶解する．放冷後に結晶硫酸銅 17.3 g を水 100 ml に溶かした液を徐々に加え，最後に水を加えて全量を 1 L とする．褐色瓶に保存する．

【操作・判定】

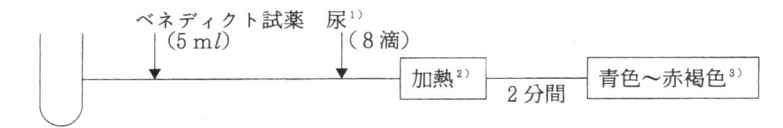

```
           ベネディクト試薬    尿¹⁾
              (5 ml)       (8滴)
                 ↓           ↓
   ┌─┐─────────────────────────── → 加熱²⁾ ── 2分間 ── 青色～赤褐色³⁾
   │ │
   └─┘
```

注意 1) 過剰の尿は尿酸塩の沈殿のため判定を妨げる．
　　 2) 直火加熱の時は突沸に十分注意する．
　　 3) ブドウ糖量に応じて青色，黄色，赤褐色の中間色も呈するので，0.1～2.0％ のブドウ糖液を同様に反応させて比較するとよい．検出限界 100 mg/dl．

ⅲ) ニーランダー（Nylander）法*

【原　理】 アルカリ性のもとで生じた水酸化ビスマスは，ブドウ糖に還元されて黒色の金属ビスマスの沈殿を生ずる．

$$BiO \cdot NO_3 \cdot H_2O + NaOH \longrightarrow Bi(OH)_3 + NaNO_3$$
$$2\,Bi(OH)_3 \xrightarrow{還元糖} Bi_2 (黒色) + 3\,H_2O$$

【試　薬】 ニーランダー試薬：10％ 水酸化ナトリウム 100 ml に酒石酸カリウムナトリウム 4 g を溶かす．この液に亜硝酸ビスマス 2 g を加え加熱溶解する．濁っているときは上澄液を褐色瓶に入れ使用する．

---

* 本法は還元性物質である尿酸やクレアチニンの影響を受けず，尿糖の検出には適するが，0.05％ 以上のタンパク尿では Bi_2S_3 を生じ判定が困難になるので，除タンパクをしなければならない．除タンパクは，被検尿 15 ml に飽和食塩水 5.0 ml，酢酸 5 滴を加え，弱酸性とし沸騰水浴中で 5～10 分間加熱する．凝固沈殿したタンパク質を沪過し，NaOH で沪液を中和する．沪液はスルホサリチル酸で白濁してはならない（煮沸酢酸加法）．

【操作・判定】

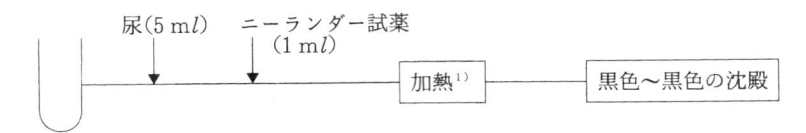

```
尿(5 ml)  ニーランダー試薬
            (1 ml)
   ↓         ↓
  [試験管] → [加熱¹⁾] → [黒色～黒色の沈殿]
```

注意 1) 糖が少ないと反応が遅く3分間以上の煮沸が必要である．検出限界 50 mg/dl．

(C) アセトン体（ケトン体）

　糖質代謝が停滞し体脂肪の分解が進むとき，過剰のアセチル CoA が2分子縮合して生じる酸性物質をアセトン体[*1]（アセト酢酸，アセトン，β-ヒドロキシ酪酸の総称）という．アセトン体は糖尿病，飢餓，脂肪のとりすぎで著しく増加する．血中濃度が高くなるとアシドーシスになる．〔体液，とくに血液の酸塩基平衡が酸性にかたむいた状態：原因ケトーシス（ケトン血症）〕

i) レガール（Regal）法（アセトン，アセト酢酸の検出）

【試　薬】　① 10％ニトロプルシッドナトリウム[*2]溶液
　　　　　　② 10％水酸化ナトリウム溶液
　　　　　　③ 酢酸溶液

【操作・判定】

```
          10％ニトロプルシッド
尿¹⁾       ナトリウム（10滴）                    酢酸
(5 ml)                    10％水酸化ナトリウム溶液  (1 ml)³⁾
  ↓          ↓             (数滴)                ↓
[試験管] →           →      ↓     → [橙赤色]²  → [暗黄褐色]⁴⁾
```

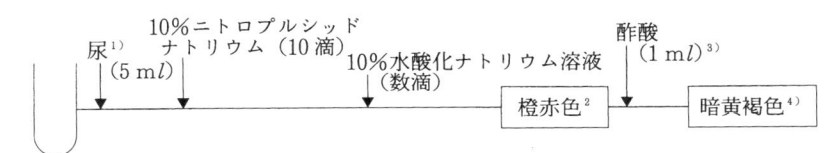

注意 1) アセトンは揮発性なので採尿直後に実施するとよい．
　　 2) 純アセトンは赤色を呈するので尿の場合クレアチニン（橙黄の呈色）との混色になる．
　　 3) 橙赤色は放置すると退色するのでその前に酢酸を加える．
　　 4) 暗黄褐色を加温するとアセトン尿は青緑色，純クレアチニンは無変化なので判別できる．

この方法を応用した試験紙法[*3]による測定もある．

ii) ゲルハルト（Gerhardt）法（アセト酢酸の検出）

アセト酢酸が Fe^{3+} と塩をつくり紫紅色を呈する．

【試　薬】　10％塩化第二鉄溶液

---

*1　ケトン体ともいう．
*2　$Na_2Fe(CN)_5NO \cdot 2H_2O$
*3　アセト酢酸 5～10 mg/dl 以上，アセトン 50 mg/dl 以上で検出可能（ウロペーパーマルチ栄研）．

【操作・判定】

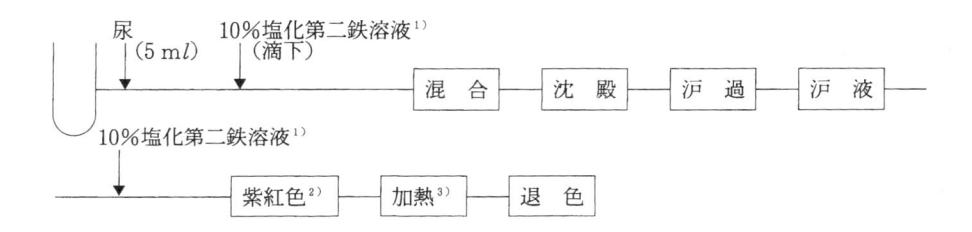

```
尿        10%塩化第二鉄溶液¹⁾
(5 ml)   (滴下)
 ↓         ↓                    ┌──┐ ┌──┐ ┌──┐ ┌──┐
                                │混合│─│沈殿│─│沪過│─│沪液│─
                                └──┘ └──┘ └──┘ └──┘
10%塩化第二鉄溶液¹⁾
 ↓        ┌───┐  ┌──┐  ┌──┐
          │紫紅│─│加熱³⁾│─│退色│
          │色²⁾│  └──┘  └──┘
          └───┘
```

[注意] 1) 加え過ぎに注意しながらリン酸鉄（Ⅲ）の白色沈殿を生じなくなるまで10％塩化第二鉄溶液を加える．

2) 紫紅色で陽性，サリチル酸塩，アスピリンなどの薬剤も陽性を示す．

3) アセト酢酸による紫紅色は加熱煮沸すると消失（アセト酢酸 ⟶ アセトン＋CO_2）するので他の陽性物質と判別できる．検出限界 70 mg/dl.

（D） ウロビリノーゲン

赤血球のヘモグロビンは肝臓，脾臓でビリルビンとなり十二指腸に排泄され，腸内細菌の還元作用でウロビリノーゲンになる．一部は腎臓を通って排泄される．残りは腸肝循環する．尿中排泄量はビリルビンの生成過剰や肝炎，肝硬変で増加し，胆管閉塞で減少する．一般的にウロビリノーゲンの排泄量は，採尿時間や尿のpHの影響を受けるので日内変動の幅が大きい．

ⅰ） エールリッヒ（Ehrlich）のアルデヒド反応

【原 理】 ウロビリノーゲンは酸性溶液中でp-アミノベンツアルデヒドと反応して赤色を呈する．

【試 薬】 アルデヒド試薬（エールリッヒ試薬）： p-アミノベンツアルデヒド 2.0 g を少量の濃塩酸で溶かし，全量を濃塩酸で 50 ml とする．これに水 50 ml を加える．

【操作・判定】

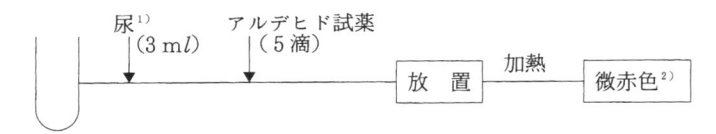

```
尿¹⁾      アルデヒド試薬
(3 ml)    (5滴)
 ↓         ↓           ┌──┐  加熱  ┌───┐
                       │放置│─────│微赤色²⁾│
                       └──┘        └───┘
```

[注意] 1) 排泄量の多い午後2時〜4時の新鮮尿がよい．ウロビリノーゲンは放置すると酸化されてウロビリンとなるから早く検査する．

2) 加熱して微赤色なら正常であるが，明らかな赤色，加熱しても微赤色を呈しないものは病的である．インドール，スカトールも陽性を示す．

6.1.4 クレアチニン・クリアランス (creatinine clearance)

一般に腎機能を考える場合に，老廃物の排泄能を示す糸球体沪過値（GFR）の意義はきわ

めて大きいが，これを直接測定することはできないため，通常クリアランス試験により求める．クリアランスとは，血漿中に存在するある物質を1分間に腎から尿中に排泄させるに要する血漿量で示される．

　イヌリン，チオ硫酸ナトリウムなどは，体内で何ら変化を受けず糸球体を自由に通過し，ある濃度以内では尿細管における排泄も再吸収もなく尿中に排泄されるため，そのクリアランスはGFRを表すことになる．一方，内因性のクレアチニンも一定濃度内ではこのような性質をもち，そのクリアランスはほぼGFRを表すため腎機能の鋭敏な指標としてすぐれた価値を有している．

【検査法】　所定のスケジュールに従い，採血・採尿し，身長・体重・1分間尿量を測定する．血清および尿中クレアチニンを測定し，次式により算出する．

$$クレアチニン・クリアランス = \frac{U \times V}{P} \times \frac{1.48}{A}$$

〔P：血清クレアチニン（mg/dl），U：尿クレアチニン（mg/dl），
　V：1分間尿量（ml），A：体表面積（m²）〕

正常値
70～130 ml/min

	1日尿	部分尿			
No.					
クレアチニン（mg/ml）					
尿量　　　（ml）					
クレアチニン（mg/部分尿）	/				
時間　　　（分）	/				
クレアチニン1日排泄量（mg/day）[1]					
体重　　　（kg）					
クレアチニン係数 $\frac{Cre(mg/day)}{体重}$					
尿クレアチニン（mg/dl）：U《尿100 ml当たりのクレアチニン量》					
1分間尿量（ml/min）：V					
血清クレアチニン：P《血清100 ml当たりのクレアチニン量》	1.0（標準）	1.0	1.0	1.0	1.0
クレアチニン・クリアランス[2] $Ccr = \frac{U \times V}{P}$					

1) 部分尿の場合
　　クレアチニン1日排泄量(mg/day)＝クレアチニン(mg/部分尿)÷時間(分)×1440
2) 体表面積(A)で補正する場合　$Ccr \times \frac{1.48}{A}$ で求められる

6.1.5　先天性代謝異常のスクリーニング

　先天性代謝異常とは，遺伝子であるDNAの異常によって先天性，遺伝性にその産生物であるタンパク質の異常または欠損を生じ，タンパク質がもっている機能の障害を起こしたものである．多くのタンパク質は酵素として物質代謝に関与しているため，タンパク質の異常により代謝の流れに異常が生じる．このため，異常症の早期発見，早期治療により心身障害の発生を予防できる．疾患新生児の発見率はほぼ 1/70,000 である．

（A）　フェニルケトン体
　フェニルケトン尿症は，先天性のフェニルアラニン（必須アミノ酸の一種）代謝異常性疾患で，放置しておくと精神薄弱を伴うことが多い．

　これはフェニルアラニンをチロシンに転換するフェニルアラニンヒドロキシラーゼ酵素の欠損を原因とする[*1]．そのため，チロシンにならずに尿中にフェニルピルビン酸（フェニルケトン），フェニル酢酸などが排泄される[*2]．

《尿濾紙法》
【試　薬】　10％ 塩化第2鉄溶液
【操作・判定】

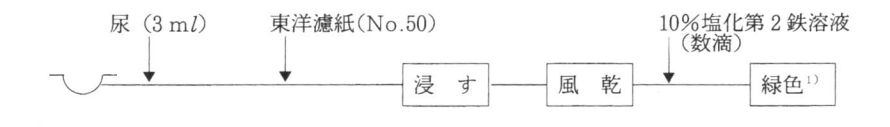

尿（3 ml）→ 東洋濾紙（No.50）→ 浸す → 風乾 → 10％塩化第2鉄溶液（数滴）→ 緑色[1）]

注意　1）滴下した周辺部に呈色すれば陽性．

（B）　ガラクトース血症
　ガラクトースは乳糖の構成成分である．正常の代謝経路ではグルコースとなるが，ガラクトース-1-リン酸ウリジルトランスフェラーゼ酵素の欠損のためにガラクトース-1-リン酸が蓄積される．そのため哺乳開始直後から嘔吐，体重減少，下痢などを起こす．放置すれば白内障，知能障害などをきたす．
【試　薬】　ベネディクト試薬

---

*1　フェニルアラニンを摂取するのを控えると症状は軽くなる．その代わりにチロシンを必須アミノ酸として摂取しなければならない．
*2　検体尿の保管は低温を必要とする．

【操作・判定】

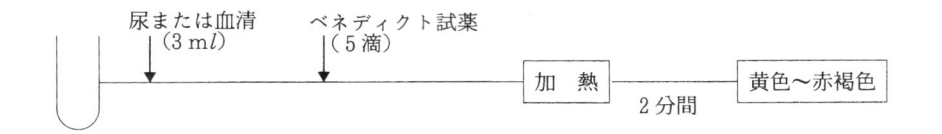

尿または血清 (3 mℓ) → ベネディクト試薬 (5滴) → 加熱 2分間 → 黄色～赤褐色

(C) クレチン症

何らかの原因により甲状腺ホルモン分泌欠乏状態を示すもので，先天性甲状腺機能低下症という．放置すれば重症の発育障害，知能障害をきたす．疾患新生児の発見率は1/10,000である．

検査法は，尿または血液を専用沪紙にしみこませて，ラジオイムノアッセイ（RIA）法によって行う．

(D) その他の尿中異常成分

以上の他に，尿中の異常成分として検査されるものに，グルコース以外の糖による乳糖不耐容症，果糖不耐容症，本態性五炭糖尿症などがあり，ベネディクト反応で検査される．ショ糖尿症はセリバノフ反応の原理による．また，アミノ酸の代謝異常症では，ヒスチジン血症などがある．

7 代謝とホルモン

7.1.1 解糖作用－グルコースからピルビン酸の生成

グルコースやグリコーゲンなどの糖質の代謝は，ピルビン酸，乳酸に至る解糖経路と，さらにピルビン酸が炭酸ガスと水に分解されるTCAサイクルの二つに分けて考えられる．解糖経路はすべての組織に存在することが知られ，細胞のミトコンドリア以外の可溶性画分において代謝に必要な酵素が見出されている 好気的な場合[*1]と嫌気的な場合[*2]とでは，中間段階で生じた還元型の補酵素（$NADH_2$）と最終段階で生成したピルビン酸の挙動が異なるが，グルコースは全く同じ経路で分解される．

この実験では酵母を用いてグルコースからピルビン酸の生成と，アセトアルデヒドへの転換について調べる．

【原　理】　グルコースがピルビン酸に分解される過程でNADが必要となるが，制限量しか含まれていないので，酸素のある状況下では，$NADH_2$が呼吸鎖を介して酸素と反応してNADに変換される．一方，嫌気的条件下では，ピルビン酸からアセトアルデヒドを経てエチルアルコールに変換される．一方，嫌気的条件下では，ピルビン酸からアセトアルデヒドを経てエチルアルコールに変換されるときに，$NADH_2$が再酸化される．実験において生成したピルビン酸，アセトアルデヒドを調べるには，低濃度であるため捕捉試薬を添加し，次の反応を止めて代謝物を蓄積させて調べる．ピルビン酸の蓄積にはピルビン酸脱炭酸酵素を弱アルカリ性にして不活性とする．アセトアルデヒドの蓄積には亜硫酸ナトリウムを添加する．前者はニトロプルシッドナトリウム[*3]あるいは2,4-ジニトロフェニルヒドラジン，後者はニトロプルシッドナトリウムとピペリジンにより検出が可能である．

---

*1　$C_6H_{12}O_6 \longrightarrow 2\,C_3H_4O_3 + 4\,[H] + 2\,ATP$
　　　グルコース　　ピルビン酸
*2　$C_6H_{12}O_6 \longrightarrow 2\,C_3H_6O_3 + 2\,ATP$
　　　グルコース　　乳酸
*3　ペンタシアノニトロシル鉄（Ⅲ）酸ナトリウム，用時調製．

$$C_6H_{12}O_6$$
$$+$$

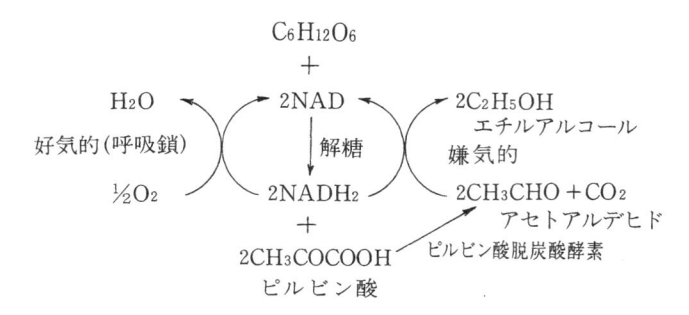

好気的(呼吸鎖) $H_2O \leftarrow 2NAD \rightarrow 2C_2H_5OH$ エチルアルコール
$\frac{1}{2}O_2$ ↓解糖 嫌気的
$2NADH_2 \rightarrow 2CH_3CHO + CO_2$ アセトアルデヒド
$+$ ピルビン酸脱炭酸酵素
$2CH_3COCOOH$
ピルビン酸

【試 薬】 ① 0.5 M リン酸二ナトリウム

② 0.5 M リン酸一カリウム

③ 酵母けん濁液（0.1 g/ml）：①，②ならびに蒸留水の三種のけん濁液をつくる．

④ グルコース溶液：100 g を水に溶かして 1 L とする．

⑤ ニトロプルシッドナトリウム溶液：50 g を水に溶かして 1 L とする．

⑥ 飽和 2,4-ジニトロフェニルヒドラジン溶液：2 M 塩酸溶液中の飽和溶液とする．

⑦ ピペリジン水溶液：30 g を水に溶かして 1 L とする．

⑧ トリクロル酢酸溶液：100 g を水に溶かして 1 L とする．

⑨ 水酸化ナトリウム溶液：100 g を水に溶かして 1 L とする．

【操 作】 ① グルコースからピルビン酸の生成

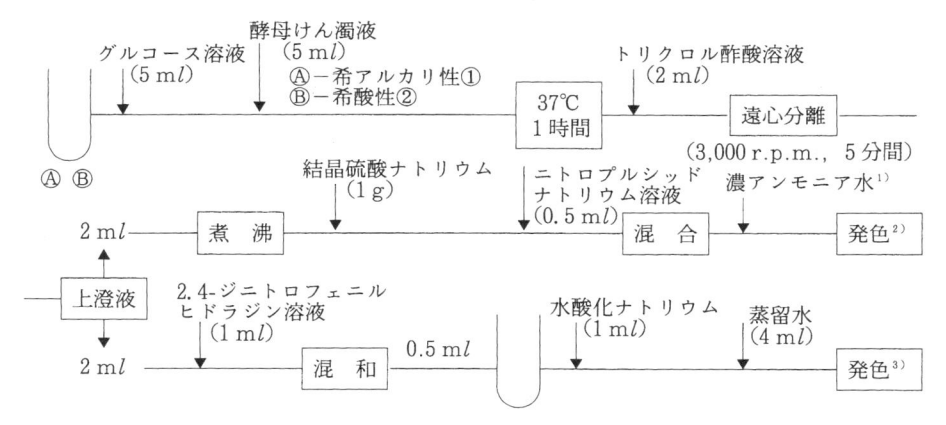

[図：操作フロー]
グルコース溶液 (5 ml) / 酵母けん濁液 (5 ml) Ⓐ—希アルカリ性① Ⓑ—希酸性② / 37℃ 1時間 / トリクロル酢酸溶液 (2 ml) / 遠心分離 (3,000 r.p.m., 5分間)
Ⓐ Ⓑ
2 ml → 煮沸 ← 結晶硫酸ナトリウム (1 g) / ニトロプルシッドナトリウム溶液 (0.5 ml) → 混合 ← 濃アンモニア水[1] → 発色[2]
上澄液
2 ml → 2,4-ジニトロフェニルヒドラジン溶液 (1 ml) → 混和 → 0.5 ml → 水酸化ナトリウム (1 ml) / 蒸留水 (4 ml) → 発色[3]

注意 1) 注意深く試験管の側面に沿って流し込む．

2) ピルビン酸により緑または青の輪が2液の境界面に生じる．

3) ピルビン酸により赤色を呈す．

4) 2), 3) を 0.5% ピルビン酸液を用いて確認するとよい．

② グルコースからアセトアルデヒドの生成

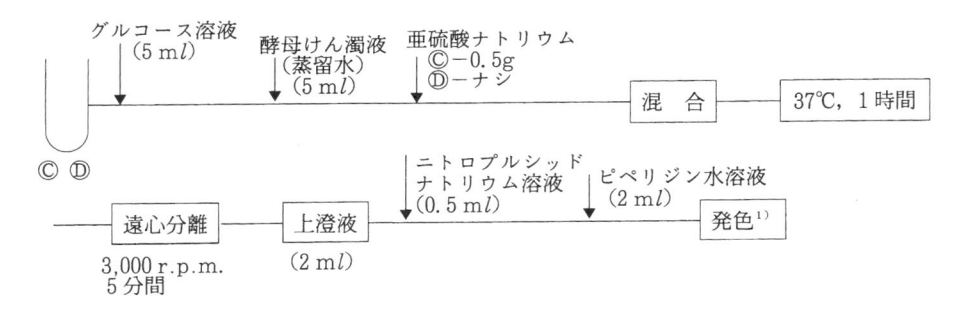

```
          グルコース溶液      酵母けん濁液    亜硫酸ナトリウム
             (5 ml)         (蒸留水)       ⓒ-0.5g
                           (5 ml)        ⓓ-ナシ
              ↓             ↓             ↓         ┌─────┐   ┌──────────┐
  ┬─────────────────────────────────────────────────┤ 混 合 ├───┤37℃,1時間  │
  │                                                 └─────┘   └──────────┘
 ⓒⓓ
                           ニトロプルシッド    ピペリジン水溶液
                           ナトリウム溶液
                             (0.5 ml)       (2 ml)
              ┌─────┐   ┌─────┐    ↓              ↓        ┌──────┐
  ────────────┤遠心分離├───┤上澄液├─────────────────────────┤発色1) │
              └─────┘   └─────┘                            └──────┘
           3,000 r.p.m.   (2 ml)
            5分間
```

注意 1) 青色となればアセトアルデヒドが存在する.

7.1.2 酸化反応と電子伝達系

生体内のエネルギーの産生は,まず代謝経路の中間代謝物から水素が脱水素酵素により引き抜かれる酸化反応に始まる.これらの酵素の補酵素であるNAD,FADは水素を受け取って還元型補酵素となり,さらにミトコンドリアに存在する電子伝達系においてATPと水を産生する.ここでは,還元型フラビンタンパク質（$FADH_2$を含む）から電子の伝達速度を調べる.

【原　理】基質の水素を受けとった$NADH_2$から生成した還元型フラビンタンパク質は,2,6-ジクロロフェノールインドフェノールに電子を与えて還元し無色にする.この脱色反応を時間を追って調べ,電子伝達の速度を調べる.

【試　薬】① 50 mMリン酸カリウム緩衝液,pH 7.4.
② 1.5 mM 2,6-ジクロロフェノールインドフェノール：①の緩衝液に溶かす.
③ 基質溶液： 90 mMのグルコース,コハク酸および乳酸を①の緩衝液に溶かしたもの.
④ 5 mM NAD： NADを①の緩衝液に溶かしたもの.
⑤ 反応溶液A： ①,②,③,④の各溶液を同量ずつ混合する.
⑥ 反応溶液B： NADのかわりに①のリン酸緩衝液を入れたもの.

【操作】 ① 抽　出

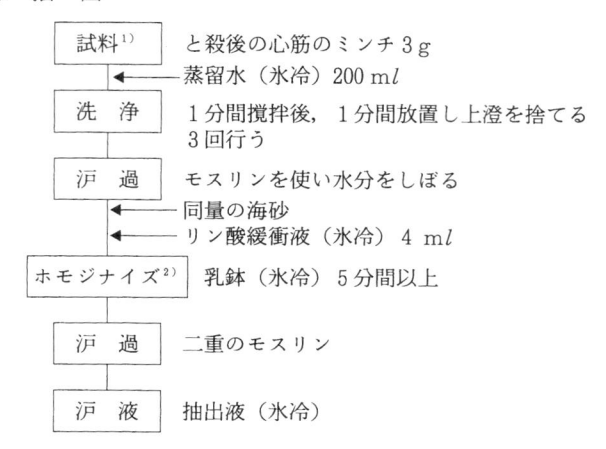

```
┌─────┐
│試料¹⁾│ と殺後の心筋のミンチ3g
└──┬──┘
   │←── 蒸留水（氷冷）200 ml
┌──┴──┐
│洗　浄│ 1分間撹拌後，1分間放置し上澄を捨てる
└──┬──┘ 3回行う
┌──┴──┐
│沪　過│ モスリンを使い水分をしぼる
└──┬──┘
   │←── 同量の海砂
   │←── リン酸緩衝液（氷冷）4 ml
┌──┴────┐
│ホモジナイズ²⁾│ 乳鉢（氷冷）5分間以上
└──┬────┘
┌──┴──┐
│沪　過│ 二重のモスリン
└──┬──┘
┌──┴──┐
│沪　液│ 抽出液（氷冷）
└─────┘
```

② 反　応

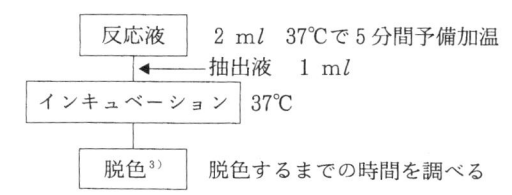

```
┌─────┐
│反応液│ 2 ml　37℃で5分間予備加温
└──┬──┘
   │←── 抽出液　1 ml
┌──┴──────┐
│インキュベーション│ 37℃
└──┬──────┘
┌──┴──┐
│脱色³⁾│ 脱色するまでの時間を調べる
└─────┘
```

注意 1) なるべく新鮮なものを用い，すべての抽出操作を4℃以下で行う．
　　 2) のり状になるまで乳鉢でよく磨砕する．
　　 3) 30分間以上たっても脱色しない場合は，活性をゼロとする．

【結　果】 ① 基質の酸化を活性で表す．活性は脱色時間の逆数とする．
　　　　　② NADの必要性について調べる．
　　　　　③ 反応経路を理解する．

7.1.3　ビタミンC負荷試験（尿中ビタミンC排泄量の測定）

【目　的】 ビタミンC 200 mgを投与し3時間後の尿中総ビタミンC量を測定し，生体のビタミンCの栄養状態（飽和度）*を知る．

【方法・原理】
〔ヒドラジン比色法〕　尿中の還元型ビタミンCをインドフェノールにより酸化型とし，はじめから酸化型のものと合わせて（総ビタミンC）2,4-ジニトロヒドラジンを作用させオサゾンを生成させる．これに濃硫酸を加えると脱水され無水物となり，橙赤色を呈する．この呈色度を測定する．

---

* 正常人は1日10〜60 mg程度で，1日排泄量10 mg以下では欠乏状態（壊血病）と考えられる．
　200 mgビタミンC経口投与後，6時間以内20 mg以上，3時間以内10 mg以上排泄されれば健康であるといえる．

【試　料】　ビタミンCを経口的に負荷したのち3時間後の尿を用いる．準備として，実験前までに尿を用意する．

① 被験者はまず排尿する．

② ビタミンCの結晶200 mgを経口投与する（オブラートに包んで飲むか，または水に溶かして飲む．残らないよう完全に飲むこと）．

③ 3時間後の尿をとりその量を測る．途中排尿したら蓄えておき合わせる．（尿量が300 ml以下の場合は蒸留水を加えて300 mlとする）

④ 尿10 mlをとり，10%メタリン酸10 mlを加え氷中に置く．

【試　薬】　① 10%メタリン酸溶液：特級棒状メタリン酸（HPO_3）10 gを純水に溶解し100 mlにする．樹脂状の浮遊物を生じたときは，沪紙で沪過する．冷蔵し毎週新調する．

② 5%メタリン酸溶液：10%メタリン酸に等量の純水を加える．冷蔵し毎週新調する．

③ 8%スルホサリチル酸（またはトリクロル酢酸）溶液：スルホサリチル酸またはトリクロル酢酸8 gを純水に溶解して100 mlとする．

④ 0.2%インドフェノール溶液：2,6-ジクロロフェノールインドフェノールのナトリウム塩40 mgを温水20 mlに溶解し，沪紙で沪過する．冷暗所に保存すれば2週間は使える．

⑤ 1%塩化第一スズ-5%メタリン酸溶液：塩化第一スズ（$SnCl_2・2H_2O$）1 gを5%メタリン酸溶液に溶解し，100 mlとする．白濁を生じた場合は沪紙で沪過する．透明であること．

⑥ 2% 2,4-ジニトロフェニルヒドラジン-硫酸溶液：2,4-ジニトロフェニルヒドラジン2 gを10 N H_2SO_4に溶解し，100 mlとする．沈殿物または濁りを生じた場合は，硬質沪紙で沪過する．冷暗所に保存すれば2週間は使える．

⑦ 85% H_2SO_4溶液：丸底フラスコに純水10 mlを入れ，水で冷却しながら濃H_2SO_4（比重＝1.84）90 mlを徐々に加えながら混和する．

⑧ 還元型ビタミンC標準溶液：特級還元型ビタミンC 10.0 mgを精秤し，5%メタリン酸に溶解し，100 mlとする．使用時に際して，これを5%メタリン酸溶液で10倍に希釈して，1 mg%溶液を作成する．

⑨ 精製活性炭：活性炭（ノーリットSXプラス，ノーリット社製）100 gに希塩酸（1:10）1 Lを加えて1時間煮沸し，吸引沪過し，残渣を大きなビーカーにとり，純水1 Lを加えてよく攪拌し，吸引沪過する．この洗浄操作を洗液にFe^{3+}が出なくなるまで繰り返す（洗液を塩酸酸性とし，0.025 Mフェロシアン化カリウム溶液を加える．Fe^{3+}が存在すれば青色を呈する）．

〔試料溶液の調製〕＜尿中総ビタミンC＞

被検尿はビタミンCの分解を防ぐため採尿後，直ちにその 10 ml に 10％ メタリン酸溶液 10 ml を加え，できるだけ早く測定に供する．保存するときは冷蔵する．（尿を－20℃で冷凍保存も可）

【操作方法】

　ⅰ) 酸　化

① 上記希釈尿 8.0 ml を共栓遠心沈殿管に採取し，8％ スルホサリチル酸（または 8％ トリクロル酢酸）溶液 8.0 ml，精製活性炭 0.6 g を加え，栓をして激しく振ったのち，沪紙で沪過する．

② 2本の試験管（本試験用，盲試験用）に上記の沪液を 2.0 ml ずつ採取する．両試験管に 0.2％ インドフェノール溶液を 1 滴ずつ，約 1 分間放置しても反応液のピンク色が消失しない程度に加える（4 滴以内であること．それ以上のときはさらに希釈する）．

　ⅱ) フェニルヒドラジンの生成

還元型ビタミンC　　　酸化型ビタミンC　　　2,3-ジケトグロン酸
(L-アスコルビン酸)　(L-デヒドロアスコルビン酸)

酸化型ビタミンC　　2,4-ジニトロフェニルヒドラジン　　　オサゾン

《標準溶液》

【操作方法】

① 1 mg％ 還元型ビタミンC 8.0 ml を用いて上記の操作を行い，本試験の吸光度 E_{s1}，盲試験の吸光度 E_{s0} を求める．

② E_{s1} および E_{s0} より吸光度 1 当たりの還元型ビタミンC量を，供試溶液の濃度単位で表示した係数は，

$$f = \frac{C}{E_{s1} - E_{s0}}$$

C：還元型ビタミンCの濃度，この場合は1 mg%である．

還元型ビタミンC標準溶液の濃度を変えて，同様にf値を算出し，それぞれのf値が同一であればそのf値を用いる[*1]．

【計　算】　尿中総ビタミンC濃度（mg%）は，次式より算出する．

$$総ビタミンC（mg\%）= f \times (E - E_0) \times 2$$

E：本試験　　E_0：盲試験

ビタミンC排泄量（mg）で比較する．

【操作手順】

<試料溶液の調製>		
尿	10.0 ml	
10%メタリン酸溶液	10.0 ml	
	沈殿を生じたときは遠心分離	
	（3,000 r.p.m.×5分間）	
<酸　化>		
メタリン酸希釈尿	8.0 ml（共栓遠心沈殿管）	
8%スルホサリチル酸溶液	8.0 ml	
（または8%トリクロル酢酸溶液）		
精製活性炭	0.6 g	
	栓をして強振	
	沪紙で沪過	

	本試験	盲試験
沪液（Sample）	2.0 ml	2.0 ml
0.2%インドフェノール溶液	1〜2滴	1〜2滴
	混合，1分間ピンク色が残ること	
1%塩化第一スズ-5%メタリン酸溶液	2.0 ml	2.0 ml
<フェニルヒドラゾンの生成>		
2% 2,4-ジニトロフェニルヒドラジン溶液	1.0 ml	──
	（加温：37℃，3時間）[*2]	
<呈色度測定>	冷　却	（氷水中）
85% H_2SO_4溶液	5.0 ml	5.0 ml
	氷水中	
2% 2,4-ジニトロフェニルヒドラジン溶液	──	1.0 ml
	よく混合	
	室温放置（30分間）	
	橙黄色度比色（540 nm）	
	純水を対照液として吸光度測定	
f値を用いてビタミンC量（mg%）を求める．		

---

*1　37℃，3時間以外の実験条件では，検量線を書くとよい．
*2　学生実験では加温時間を50℃ 30分間，100℃ 15分間に変えてもよい．

8 呼吸とエネルギー代謝

エネルギーとは光,熱,化学,運動,位置など物質の状態の変化にかかわる量である.
生体に働くエネルギーも,自然界に存在するエネルギーの一部である.
フランスのラボアジェ (L. Lavoisir, 1743-94) は,物質の燃焼が酸素との結合によるものであることを提唱し,生物も呼吸によって酸素をとり込み,栄養素を燃焼しているという同一の現象に基づいてエネルギーを生産していることを明らかにした.
緑色高等植物は太陽の光エネルギーを利用し,光合成によって有機化合物を生産する.デンプンはこの光エネルギーが化学エネルギーに変換され,蓄えられたものの一つである.動物は化学エネルギーを食物として摂取している.
我々は食物から供給されるエネルギーなくして生命活動の維持はできない.
生体の循環器系,呼吸器系,消化器系などの機能作用や日常生活における諸活動すべてにエネルギーは必要である.そのために生体はエネルギーの変換(産生と消費)を伴う物質代謝を絶えず営んでいる.すなわちエネルギー代謝はあらゆる生命活動の源でもある.

8.1 食事摂取基準量の算定

食事摂取基準のうち,エネルギー摂取量は生命維持に必要な基礎代謝量と身体活動レベルを乗じて表され次の方法で算出する.この場合許容上限摂取量も設定されるべきであるが,上限値に関しては過剰症の発現に大きな個人差があることから値を一般化することができないので,エネルギーの過剰摂取の評価はBMIに基づく体重増加で行われる.

8.1.1 性別・年齢別基礎代謝基準値による算定方法

基礎代謝量BMR (Basal metabolic rate): 生体が生命を維持し健康を保つために要する最低限のエネルギー代謝を基礎代謝といい,そのエネルギー量を基礎代謝量という.早朝,空腹時の安静・横臥・覚醒状態における性別,年齢別ごとの基礎代謝量を測定し,その基準値が定められている(**表 8.1**).

エネルギー必要量は身体の活動レベルによって異なるが,身体の活動レベル別の指数(基礎代謝量の倍数)が**表 8.2**に,その性別,年齢別のエネルギー必要量を**表 8.3**に示した.

体重は,現在の体重または標準体重を用いる.なお,標準体重の算出には,体格指数BMI (Body Mass Index) の適切な範囲18.5以上25.0未満の18歳以上で22を用いる.

標準体重＝身長（m）×身長（m）×22

推定エネルギー必要量＝基礎代謝量×身体活動レベル

基礎代謝量＝性別・年齢別基礎代謝基準値×標準体重

表8.1　性別，年齢別の基礎代謝基準値

（kcal/日）

年　齢 （歳）	基礎代謝基準値（kcal/kg/日）	
	男	女
1～2	61.0	59.7
3～5	54.8	52.2
6～8	44.3	41.9
9～11	37.4	34.8
12～14	31.0	29.6
15～17	27.0	25.3
18～29	24.0	23.6
30～49	22.3	21.7
50～69	21.5	20.7
70以上	21.5	20.7

表8.2　身体活動レベルの区分（目安）

15～69歳における各身体活動レベルの活動内容

身体活動レベル[1]		低い（Ⅰ）	ふつう（Ⅱ）	高い（Ⅲ）
		1.50 （1.40～1.60）	1.75 （1.60～1.90）	2.00 （1.90～2.20）
日常生活の内容		生活の大部分が座位で，静的な活動が中心の場合	座位中心の仕事だが，職場内での移動や立位での作業・接客等，あるいは通勤・買物・家事，軽いスポーツ等のいずれかを含む場合	移動や立位の多い仕事への従事者．あるいは，スポーツなど余暇における活発な運動習慣をもっている場合
個々の活動の分類（時間／日）[2]	睡眠（1.0）	8	7～8	7
	座位または立位の静的な活動（1.5:1.1～1.9）	13～14	11～12	10
	ゆっくりした歩行や家事など低強度の活動（2.5:2.0～2.9）	1～2	3	3～4
	長時間持続可能な運動・労働など中強度の活動（普通歩行を含む）（4.5:3.0～5.9）	1	2	3
	頻繁に休みが必要な運動・労働など高強度の活動（7.0:6.0以上）	0	0	0～1

1)　代表値．（　）内はおよその範囲．
2)　（　）内は，activity factor（Af:各身体活動における単位時間当たりの強度を示す値．基礎代謝の倍数で表す）
　　（代表値：下限～上限）．

表 8.3 エネルギーの食事摂取基準：推定エネルギー必要量（kcal／日）

性　別	男　性			女　性		
身体活動レベル	Ⅰ	Ⅱ	Ⅲ	Ⅰ	Ⅱ	Ⅲ
0〜5（月）母乳栄養児	−	600	−	−	550	−
人工乳栄養児	−	650	−	−	600	−
6〜11（月）	−	700	−	−	650	−
1〜2（歳）	−	1,050	−	−	950	−
3〜5（歳）	−	1,400	−	−	1,250	−
6〜7（歳）	−	1,650	−	−	1,450	−
8〜9（歳）	−	1,950	2,200	−	1,800	2,000
10〜11（歳）	−	2,300	2,550	−	2,150	2,400
12〜14（歳）	2,350	2,650	2,950	2,050	2,300	2,600
15〜17（歳）	2,350	2,750	3,150	1,900	2,200	2,550
18〜29（歳）	2,300	2,650	3,050	1,750	2,050	2,350
30〜49（歳）	2,250	2,650	3,050	1,700	2,000	2,300
50〜69（歳）	2,050	2,400	2,750	1,650	1,950	2,200
70以上（歳）[1]	1,600	1,850	2,100	1,350	1,550	1,750
妊婦　初期（付加量）				＋50	＋50	＋50
妊婦　中期（付加量）				＋250	＋250	＋250
妊婦　末期（付加量）				＋500	＋500	＋500
授乳婦　　（付加量）				＋450.	＋450	＋450

1) 成人では，推定エネルギー必要量＝基礎代謝量（kcal／日）×身体活動レベル　として算定した．
　18〜69歳では，身体活動レベルはそれぞれⅠ＝1.50，Ⅱ＝1.75，Ⅲ＝2.00としたが，70歳以上では，それぞれⅠ＝1.30，Ⅱ＝1.50，Ⅲ＝1.70とした．
　50〜69歳と70歳以上で推定エネルギー必要量に乖離があるように見えるのはこの理由によるところが大きい．

8.1.2　エネルギー消費量の求め方

消費エネルギーを測定するには直接測定法と間接測定法がある．

（A）　直接測定法

この方法は，被験者を外気の熱を完全に遮断した特殊な部屋に入れ，体内に発生する熱量を室内に還流させている水に吸収させ，その温度上昇から消費エネルギーを求める．しかし，これは大規模な装置を必要とするので，現在あまり用いられていない．

（B）　間接測定法

体内で消費されたエネルギーは最終的に熱の形で発散される．生体内での糖質，脂質，タンパク質から発生するエネルギー量を求めるには，呼吸によって体内に取り込んだ酸素 O_2 量と発生した炭酸ガス CO_2 量を測定して求める．また，尿中に排泄された窒素量を測定することにより，タンパク質の燃焼量をみることもある．

ここでは，一般的に広く行われている労研式小型呼気ガス分析器を用いる方法（ダグラスバック法）の概略について述べる．この方法は，操作が比較的簡単であり，携帯移動が便利で精度も高い．

呼気ガス分析方法（ダグラスバッグ法）

【原　理】　大気中の酸素および二酸化炭素の濃度はほぼ一定しているので，呼気中の酸素・二酸化炭素濃度と呼気量を測定すれば，このときの体内での酸素消費量と二酸化炭素産生量が計算できる．

　消費エネルギーを正確に測定するには活動中の全呼気を採取しなければならない．しかし，ひとつの活動の全過程を測定するには，かなりの時間を要するので，通常は活動中の定常状態における呼気を採取する．

　定常状態とは，活動を始めてしばらくすると体内のエネルギー消費が一定し活動に適した状態になる．このときの呼気を採取すれば，その活動（労作・運動）における活動代謝量が測定できる．

① 定常状態が成立する場合

　同じ活動（労作・運動）が30分間も続くようなときには，2～3分間活動してから活栓を開いて呼気をダグラスバッグに採取する．採気時間は5～10分間，活動内容・活動速度・採気時間を詳しく記録する．

② 定常状態が成立しない場合

　激しい運動は長く続けることができないので，活動開始と同時にダグラスバッグに採気するが，運動終了後の回復過程の呼気をも採取する．回復過程の完了は，活動によって増加した脈拍数が減少し，安静時の値に戻ったときで判定する．活動時と回復過程の呼気は別のダグラスバッグに採気して，それぞれの採気時間を正確に記録する．

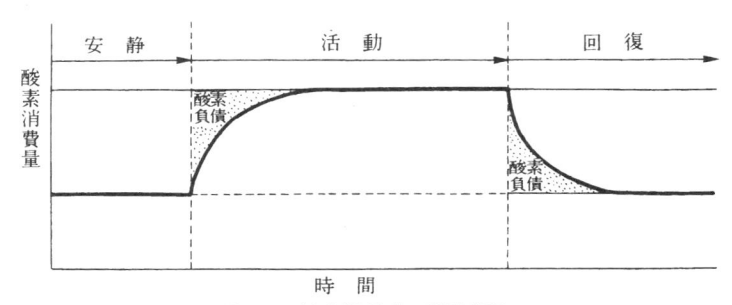

図8.1　筋肉活動時の酸素摂取

【器　具】　労研式小型呼気ガス分析器，小型採気管，ダグラスバッグ，呼気マスク，ガスメーター，二方活栓，蛇管，アネロイド式気圧計[*]，温度計，ストップウオッチ

【測　定】

1. 呼気採集・呼気量の測定
    ① ダグラスバッグ内の空気を完全に排気して，二方活栓を外気と接続して止める．
    ② 被験者は呼気マスクを装着して吸気口や排気口から呼気が漏れないか点検する．
    ③ 呼気マスクと蛇管，ダグラスバッグを接続して，活栓をダグラスバッグ側に切り替え，ダグラスバッグを背負った一定時間の呼気を採取する．
    ④ 作動する前のガスメーターの目盛りを読み記録する．

---

[*] アネロイド式気圧計は，0℃，乾燥状態での気圧を示す血圧計である．

⑤ 呼気を採集したダグラスバッグとガスメーターを蛇管で接続して呼気量を測定する．蛇管の二つの支管には，小型採気管を装着し試料呼気を採取する．採気管を取り替えるときは，バッグの二方活栓を閉じてから行う．採気管は，2～3本採気しておく．

⑥ ガスメーターの目盛りと温度を読み，気圧，室温を記録する．

2. 呼気分析

水槽中にある2本のビュレットに，被検体ガス（大気または呼気）5 mlを導入して，ガス吸収管に送り酸素と二酸化炭素を吸収させて容量減少（水銀柱）から酸素と二酸化炭素濃度%を読み取る．

① 予備操作として大気分析を行い，分析器が正常に作動しているか確認する．

② 本操作として呼気の分析器への導入を行い，呼気中の酸素および二酸化炭素濃度を呼気ガス分析器の分析操作に移る．

呼気分析の結果は，CO_2濃度が2.5～4.0%，（O_2+CO_2）濃度20.5～21.0%の間であることが望ましい．

【計　算】

① 体表面積：　身長，体重から，「体表面積算出表」（付表5）を用いて求める．

② 基礎代謝量：　体表面積から，「基礎代謝表」（付表6）により毎分の酸素摂取量（ml）を求める．

③ 補正気圧：　アネロイド式気圧計の読みをそのまま記録する．

④ 換算係数：　③の気圧とガスメーターの温度より，呼気量を標準状態に換算するため，「ATPS→STPDへの換算係数表」（付表7）より換算係数を求める．

⑤ 呼気ガス量：　ガスメーターの呼気の量を求める．

⑥ 呼気中の酸素濃度，二酸化炭素濃度：　呼気分析装置によって測定された酸素濃度，二酸化炭素濃度を求める．

⑦ 酸素換算%を算出して，その値から酸素消費%，1分間酸素消費量，1分間二酸化炭素発生量および呼吸商（RQ）を計算する．

O_2換算%：　吸気（大気）の組成は，一般にCO_2 0.03%，O_2 20.93%，N_2 79.04%である．

窒素79.04%を基準として，呼気100 mlに対して実際に吸入した酸素は次式のようになる．

　　20.93（大気中のO_2%）×呼気中のN_2%/79.04（大気中のN_2%）

O_2消費量%：　O_2換算%－呼気O_2%

1分間O_2消費量：　呼気量×O_2消費量%/活動時間×100

1分間CO_2発生量：　呼気量×（呼気CO_2%－0.03%）/活動時間×100

呼吸商（RQ）：　1分間CO_2発生量/1分間O_2消費量

⑧ エネルギー消費量：　呼吸商よりO_2消費1L当たりのエネルギー消費量を求め，それに1分間O_2消費量および1/1000を乗ずる．

⑨ 活動強度: 1分間 O_2 消費量を基礎代謝量で割って,基礎代謝量に対する倍率を求める.

表 8.4 ダグラスバッグ法による消費エネルギーの測定

実施日　　年　　月　　日	被験者名	年齢
活動内容		
身　長　　　　（cm）		
体　重　　　　（kg）		
①体表面積　　　（m・m）		「体表面積算出表」（付表 5）より
②基礎代謝量　　（ml/分）		「基礎代謝表」（付表 6）より
活動時間｛Time｝（分）		
ガスメーター温度（℃）		
③補正気圧　　　（mmHg）		アネロイド式気圧計の数値そのまま用いる
④換算係数｛Factor｝		「ATPS → STPD への換算係数表」（付表 7）より
ガスメーター読み　終（L）		
ガスメーター読み　始（L）		
⑤呼気ガス量｛V｝（L）		（終－始）
⑥呼気　O_2　　　（％） 呼気　CO_2　　（％）		呼気分析器より読み取る
⑦1分間 O_2 消費量（ml/分） ・1分間 CO_2 発生量（ml/分） 呼吸商（RQ）		計算よりの算出値
⑧エネルギー消費量（kcal/分）		
⑨身体活動レベル　　（Af）		⑦÷②

8.1.3. 生活時間調査よりの算定

(A) 生活時間調査による1日エネルギー消費量

個人のエネルギー消費量は,その人の生活活動や身体レベルに応じさまざまである.そこで,これまで述べたエネルギー消費量の測定に基づき,1日の生活活動をより詳細に記録することによって,個々人のエネルギー消費量を求めることができる.

(a) 生活時間調査方法

1) 生活時間調査

起床から就寝までの生活活動調査を経時的に行い,作業活動の種類と身体活動の所要時間（分）に分けて記録し,これに睡眠時間を加えて1日の生活時間調査とする.調査日は被験者の日常生活を代表する日を選び,詳しく作業の種類と時間を記録する.被験者1名の全活動を記録係1〜2名で追跡調査するが,学生なら各人が自己の生活活動を最大限に詳しく記録すればよい.表 8.5 に生活時間調査表とその集計の例を示す.

表 8.5 生活時間調査表

氏名	福井 君代	年齢 20 歳	男 / ⓨ	身長 162 cm	体重 58 kg	BMI 22.1
職業	大学生	調査年月日			記入者	

時刻							
6		20 睡眠	5 着替え	5 洗顔	10 朝食の準備	15 朝食	5 あと片付け
7	3 トイレ	24 身仕度・化粧			10 新聞を読む	23 テレビを見る	
8	4 前の続き	10 自転車に乗る	5 電車待ち	16 電車に乗る（立）		18 徒歩	7 雑談（座）
9			60 講義を聞きノートをとる				
10		30 講義を聞きノートをとる		3 移動	9 雑談	18 講義を聞きノートをとる	
11			60 講義を聞きノートをとる				
12	10 前の続き	3 トイレ	3 移動	26 昼食		18 雑談（座）	
13	35 講義を聞きノートをとる					25 実験をする	
14			60 実験をする				
15		28 実験をする		25 講義を聞きノートをとる		7 掃除	
16	2 掃除	4 トイレ	18 徒歩	16 電車に乗る	6 自転車に乗る	14 雑談（立）	
17			60 アルバイトをする（立ち仕事）				
18			60 アルバイトをする（立ち仕事）				
19	5 自転車に乗る	3 着替え	3 トイレ	34 夕食		10 あと片付け	5 雑誌を読む
20	10 雑誌を読む		35 雑談（座）			15 本を読む	
21			57 テレビを見る				3 トイレ
22		30 風呂に入る		6 休息	24 勉強		
23			43 勉強		3 トイレ	2 着替え	12 睡眠
24			60 睡眠				
1			60 睡眠				
2			60 睡眠				
3			60 睡眠				
4			60 睡眠				
5			60 睡眠				

2）日常生活活動の身体活動レベルを算定

生活時間調査から身体活動レベルを算定するには，

$$\text{生活活動の身体活動レベル} = \Sigma Af \cdot T / 1440 \text{分}$$

　　Af：動作強度（Activity factor：基礎代謝量の倍数）（表8.6）
　　T　：各種生活動作の時間（分）

1日の各種生活活動の動作強度×時間を総合計し，24時間（1440分）で割った値が算出する生活活動の身体活動レベルである．（表8.7）

表8.6　身体活動の分類例

身体活動の分類 （Af[1]の範囲）	身 体 活 動 の 例
睡眠（1.0）	睡眠
座位または立位の静的な活動 （1.1〜1.9）	横になる．ゆったり座る（本などを読む，書く，テレビなどを見る）．談話（立位）．料理．食事．身の回り（身支度，洗面，便所）．裁縫（縫い，ミシンかけ）．趣味・娯楽（生花，茶の湯，麻雀，楽器演奏など）．車の運転．机上事務（記帳，ワープロ，OA機器などの使用）．
ゆっくりした歩行や家事など低強度の活動 （2.0〜2.9）	電車やバス等の乗物の中で立つ．買物や散歩等でゆっくり歩く（45 m／分）．洗濯（電気洗濯機）．掃除（電気掃除機）．
長時間持続可能な運動・労働など中強度の活動（普通歩行を含む） （3.0〜5.9）	家庭菜園作業．ゲートボール．普通歩行（71 m／分）．入浴．自転車（ふつうの速さ）．子どもを背負って歩く．キャッチボール．ゴルフ．ダンス（軽い）．ハイキング（平地）．階段の昇り降り．布団の上げ下ろし．普通歩行（95 m／分）．体操（ラジオ・テレビ体操程度）．
頻繁に休みが必要な運動・労働など高強度の活動 （6.0以上）	筋力トレーニング．エアロビックダンス（活発な）．ボートこぎ．ジョギング（120 m／分）．テニス．バドミントン．バレーボール．スキー．バスケットボール．サッカー．スケート．ジョギング（160 m／分）．水泳．ランニング（200 m／分）．

1）Activity factor（Af）は，沼尻の報告に示されたエネルギー代謝率（relative metabolic rate）から，以下のように求めた．
　　Af＝エネルギー代謝率＋1.2
　　いずれの身体活動でも活動実施中における平均値に基づき，休憩・中断中は除く．

表8.7 時間調査集計表

氏名	福井　君代	性別	男　㊛	年齢	20歳	職業	大学生
身長	162 cm	体重	58 kg	BMI	22.1	調査年月日	

	生活活動	時間（分）	動作強度（Af）	時間×Af
生理活動	睡　眠	390	1.0	390×1.0＝390
	食　事	75	1.4	75×1.4＝105
	身の回り（身仕度，洗面，便所）	60	1.5	60×1.5＝ 90
	入　浴	30	1.5	30×1.5＝ 45
	小　計	555		630
学校	通　学（自転車）	21	3.6	21×3.6＝ 75.6
	（急ぎ足）	36	4.5	36×4.5＝162
	（電車待ち：立位）	5	1.3	5×1.3＝　6.5
	（電車：立位）	32	2.0	32×2.0＝ 64
	講　義	238	1.6	238×1.6＝380.8
	実　験	113	2.0	113×2.0＝226
	移　動（普通歩行）	6	2.2	6×2.2＝ 13.2
	掃　除	9	2.7	9×2.7＝ 24.3
	談　話（座位）	34	1.0	34×1.0＝ 34
	小　計	494		986.4
アルバイト	アルバイト（立位）	120	2.0	120×2.0＝240
	談　話（立位）	14	1.3	14×1.3＝ 18.2
	小　計	134		258.2
家事・余暇	家　事（料理，あと片付け）	25	1.4	25×1.4＝ 35
	娯　楽（座位談話，休息）	41	1.0	41×1.0＝ 41
	（テレビ，読書）	124	1.0	124×1.0＝124
	勉　強	67	1.6	67×1.6＝107.2
	小　計	257		307.2
	1　日　合　計	1440		2181.8

身体活動レベル（Af）＝2182/1440＝1.52
1日のエネルギー消費量（推定エネルギー必要量）＝1日の基礎代謝量×身体活動レベル（Af）
　　　　　　　　　　　　　　　　　　　　　　＝（23.6×58）×1.52
　　　　　　　　　　　　　　　　　　　　　　＝ 2081 kcal

(b) 身体活動・運動時間調査

24時間の生活時間調査の中で，生活習慣病を予防するための身体活動量・運動量および体力の基準値が「健康づくりのための運動基準2006」（エクササイズガイド2006）が平成18年7月に策定され，今後の一次予防対策のためのエネルギー消費量の算出に対応している．ここでは，日常の身体活動量や体力の評価とそれを踏まえた目標設定の方法，個人の身体特性および状況に応じた運動内容の選択，それらを達成するための方法を具体的に示されている．（参照　健康づくりのための運動指針2006　厚生労働省）

この運動指針では，身体活動，運動，生活活動を次のように定義している．
① 「身体活動」：安静にしている状態より多くのエネルギーを消費するすべての動きのことをいう．
② 「運動」：身体活動のうち，体力の維持・向上を目的として計画的・意図的に実践するものをいう．
③ 「生活活動」：身体活動のうち，運動以外のものをいい，職業活動上のものも含む．

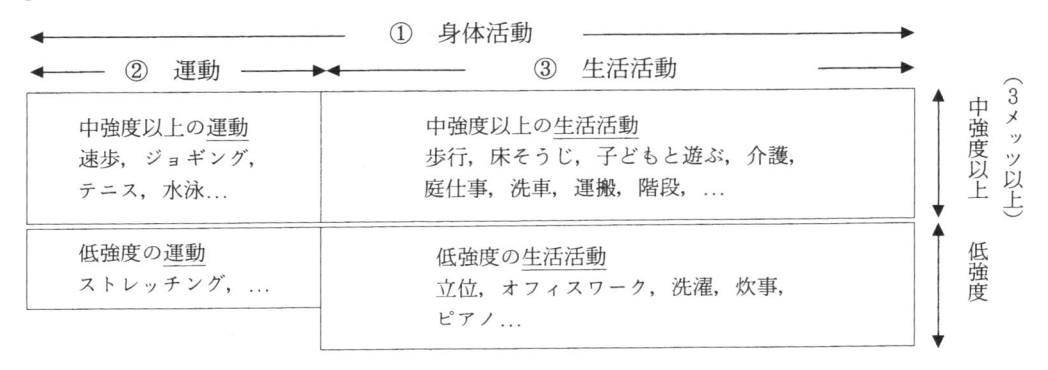

② 運動	③ 生活活動	
中強度以上の運動 速歩，ジョギング，テニス，水泳…	中強度以上の生活活動 歩行，床そうじ，子どもと遊ぶ，介護，庭仕事，洗車，運搬，階段，…	中強度以上（3メッツ以上）
低強度の運動 ストレッチング，…	低強度の生活活動 立位，オフィスワーク，洗濯，炊事，ピアノ…	低強度

（①身体活動＝②運動＋③生活活動）

身体活動の強さと量を表す単位として，「メッツ」，「メッツ・時」を「エクササイズ」という．（参照　身体活動のエクササイズ数表）

「メッツ」（強さの単位）：身体活動の強さを，安静時の何倍に相当するかで表す単位で，座って安静にしている状態が1メッツ，普通歩行が3メッツに相当する．

「エクササイズ（Ex）」（＝メッツ・時）（量の単位）：身体活動の量を表す単位で，強度（メッツ）に実施時間（時）をかけたものである．

（例）
3メッツの身体活動を1時間行った場合：3メッツ×1時間＝3エクササイズ（メッツ・時）
6メッツの身体活動を30分間行った場合：3メッツ×½時間＝3エクササイズ（メッツ・時）
（参考）　1エクササイズの身体活動量に相当するエネルギー消費量
簡易換算式：エネルギー消費量（kcal）＝1.05×エクササイズ（メッツ・時）×体重（kg）

(B) エネルギー摂取量および消費量の調整

定期的な身体測定からは，適正範囲の測定値が維持できるようエネルギー量および消費量のバランスを調整する．すなわち，エネルギー摂取量，消費量が評価でき目標量の設定や修正に活用する．

1日にとるべきエネルギー量は，標準体重と身体活動量からも求められる．

標準体重（kg）×身体活動量＝適正エネルギー量
　　標準体重：身長（m）×身長（m）×22
　　身体活動量：25～30（軽労働），30～35（重労働）

肥満の解消するための適正エネルギー量を維持するには，栄養素のバランスとして炭水化物60～65％，脂質20～25％，タンパク質10～15％が望ましい．

9 栄養の評価と判定

9.1 ヒトの栄養状態の判定

　栄養状態の良否は，個々の適正な栄養素摂取量などからそのヒトの栄養状態を評価，判定することにあり，その方法として栄養アセスメントが用いられる．栄養アセスメントとは食事調査，身体計測，臨床検査および臨床診査などから得た主観的かつ客観的な情報をもとに，ヒトの栄養状態を総合的に評価，判定することと定義されている．栄養アセスメントには，身体計測（anthropometric methods），生理・生化学検査（biochemical methods），臨床診査（clinical methods）よび食事調査（dietary methods）を行うことから，頭文字を並べて ABCD ということにもなる．

9.1.1 身体計測

　人体は，栄養成分の組合せから構成されているために，体構成成分を知ることは栄養状態を評価する上に重要で，その内容によりエネルギーや栄養素の貯蔵状態を知ることができる．そこで体構成成分を直接的に知ることができない場合，推定する方法には通常身体計測値が判定に用いられる．

（A）身　長：L（cm）

　体の長育基準として計測される．発育期において栄養状態の良否により影響を受けるが，先天的要因にも左右される．身長は直立状態が続くことによって脊柱の椎間円板が重力的に圧平されるため日差を生じる．日差は日本人では約 1 cm，背の高いヨーロッパ人では 1.5 cm ぐらいが日内で変動する．午前 9 時から 11 時までの計測が望ましい．0.5 cm 単位で測定する．

（B）体　重：G（kg）

　体重は身体組成（筋肉，内臓，骨格および脂肪など）のすべてを包括したものであり，成長，機能などを知るための総合的指標とされる．身長とは異なり後天的影響（栄養摂取の違い，生活様式など）を受けやすい．また，体重は食事の前後，排尿・排便の前後，入浴の前後などで差を生じるので，計測にあたっては毎日一定の時刻とするとよい（排便後の空腹時）．身長および体重は，小児の場合は発育状態を示し，成人の場合は栄養状態の指標，とりわけ体重が重要視される．0.5 kg 単位で測定する．

(C) 栄養指数(体格指数)(身長:L cm, 体重:G kg)

身長,体重,胸囲および座高の単独あるいは組み合わせより,栄養状態,発育度,体格などを客観的に評価する.

(a) ケトレー指数(Quételet index 比体重):$G/L \times 100$

$G/L \times 100$ で求め,形態の評価指数の一つとして栄養状態を表す.高さ(身長) 1 cm に対する質量を発育尺度としてとらえ,体の横への発育を示す.

(b) ローレル指数(Rohrer index 身体充実指数):$G/L^3 \times 10^7$

身長を一辺とした立方体と体重との関係から骨格,筋肉,内臓諸器官,組織などの発育・充実状態を示し,年齢による体位の変動が少なくなる学童期の発育指標に用いられる.140 以上(ふとりすぎ),139~109(正常),108 以下(やせ).

(c) ブローカ指数(Broca index 形態指数)

身長にふさわしい標準体重を推定するための簡易法であり,肥満の判定に用いられる.

 (i) ブローカ法 $G = L - 100$
 (ii) ブローカ法の変法(日本人への適用) $G = (L-100) \times 0.9$

自分の体重が求めた標準体重 G に対して±10%以内(正常),+10~+20%(過体重),+20%以上(肥満),-10~-20%(るいそう),-20%以下(やせすぎ)としている.しかし,身長の低い人では値が低くなりすぎるので,最近はあまり用いられない.

(d) カウプ指数(Kaup index 体格指数):$G/L^2 \times 10^4$

身長の変化に対して比較的安定した値を示すとして,生後3ヵ月から満2歳までの小児の栄養状態の尺度として用いられる.22 以上(肥満),20 以上(やや肥満),19~15(正常),14~13(栄養不十分),12 以下(栄養失調),10 以下(消耗症).

(e) BMI(Body Mass Index 体格指数){肥満度判定法}

BMI は身長の違いによる影響を受けにくく,栄養状態,特に体脂肪量をよく反映することから,世界的に肥満度判定法の主流になりつつある.BMI が 22 になる体重を理想体重とし,このときに各種疾患の有病率が一番低いといわれる.

 BMI $= G/L^2 \times 10^4 = G/$(身長 m$)^2$

   (日本では BMI 25 以上を肥満と判定する)

 標準体重(kg)$= L^2/10^4 \times 22$

 肥満度(%)=(実測体重 kg - 標準体重 kg)/標準体重(kg)×100

肥満の判定としては,肥満度-10%未満をやせ,±10%を正常,+10~<20%を過体重,+20%以上を肥満の基準としていたが,肥満の程度と罹患率の関係から表 9.1 が基準とされている.

表 9.1 肥満の判定基準(日本肥満学会) (1999 年)

判 定	低 体 重	普 通 体 重	肥 満
BMI	<18.5	18.5≦~<25	25≦

(D) 体脂肪率

栄養状態の評価には肥満の程度を知ることが重要であり，それには体脂肪量の測定が必要である．測定法にはキャリパー法，水中体重秤量法，生体インピーダンス法，DEXA（Dual Energy X-ray Absorptometry）法などがある．

(i) 皮下脂肪厚

皮膚をつまみ上げ一定圧（$10\,\mathrm{g/mm^2}$）のもとで測定した厚みを皮脂厚という．上腕背側部，肩甲骨下部の2箇所につき測定（mm単位）する．

表9.2 皮下脂肪厚の判定基準（成人）

(mm)

		良好	ほぼ良好	やや注意	要注意
皮脂厚	男子	15〜25	26〜35 14〜10	36〜45 9以下	46以上
（上腕＋背部）	女子	25〜35	36〜45 24〜15	46〜55 14以下	56以上

(ii) 体脂肪率

$$\text{体脂肪率}\ F\,(\%)\,(\text{Brozek の式}) = \left(\frac{4.570}{D} - 4.142\right) \times 100$$

$D=$体密度

性別・年齢別に皮脂厚から体密度を求める．

男子：$1.0913 - 0.00116 \cdot S$

女子：$1.0897 - 0.00133 \cdot S$

$S\,(\mathrm{mm}) =$皮脂厚（上腕背側部＋肩甲骨下部）

成人の脂肪厚の判定基準として**表9.3**に参考値を示す．

表9.3 体脂肪率判定基準

(%)

	正常	境界	異常	著しい異常
成人男性	8〜16	17〜20	21〜30	31以上
成人女性	20〜25	26〜30 19以下	31〜35	36以上

資料　厚生省健康増進栄養課編：健康増進センターにおける技術指針

国民栄養調査では，皮脂厚は男子40mm，女子50mm以上，体脂肪率は男子25％，女子30％以上を肥満と判定する．

(E) 上腕囲，上腕筋囲，上腕筋面積

筋肉量を知る方法には，上腕の筋肉の周囲を測定する．上腕筋は上腕背側部の中央と皮下脂肪厚を測定し，次の式で算出できる．

上腕筋囲（cm）＝上腕周囲（cm）－0.314×皮下脂肪厚（mm）

このようにして体タンパク質の貯蔵状態を知ることができ，体重は標準域であるが体脂肪が多い"隠れ肥満"などが判定できる．

（F） 腹囲測定

メタボリック症候群の診断基準では，へその高さの腹囲が男性で85 cm以上，女性で90 cm以上の場合，この条件に下の3つの症状のうち2つ以上該当した場合，メタボリック症候群と診断される．（2005年4月，日本肥満学会，日本糖尿病学会，日本動脈硬化学会などの診断基準より）

1. 中性脂肪 150 mg／dl 以上，HDLコレステロール 40 mg／dl 未満のいずれかまたは両方
2. 血圧が上で 130 mmHg 以上，下で 85 mmHg 以上のいずれかまたは両方
3. 空腹時血糖が 110 mg／dl 以上

9.1.2 その他の測定

日常生活を営んでいくための身体は，外界から様々な刺激を感受して，それに応じて身体が反応している．たとえば，感覚器系，循環器系，呼吸器系などは，栄養状態の機能と関係している．ここでは，主な事項についての測定方法を述べる．
項目によっては，測定の記録表を作成する．

（A） 味覚閾値の測定

味覚の受容器は味蕾であり，主として舌に分布している．感受性の強さは，基本味の種類（甘・酸・塩・苦・旨味），濃度，温度，接触面の大きさ，年齢などによっても違いが見られる．
【試　薬】 10％ショ糖溶液，1％酢酸溶液，10％食塩溶液，0.5％硫酸キニーネ溶液，0.1％グルタミン酸溶液の各試薬を10，20，50，500倍に希釈する．
【操作・判定】 被験者の口をよくすすがせる．紙コップには，一番濃度の薄い検液を注ぎ一気に口に含み，約5秒間そのままにし，吐き出させる．水で口をすすいで，次に薄い検液を同様にして口に含む．味を感じるまでこの操作を繰り返し，一つの味が終わったら，次の検液に移る．味を感じた濃度を記録する．

（B） 血圧の測定

血液は圧力の差によって全身の血管内を流れる．この圧力は心収縮により起こる．血圧は血流により血管壁に及ぼす側圧であり，動脈圧を血圧とよんでいる．血圧は心収縮時に最も高く（収縮期血圧あるいは最高血圧），拡張期に最も低く（拡張期血圧あるいは最低血圧）く，また収縮期血圧と拡張期血圧の差を脈圧という．
【器　具】 電子血圧計
【操作・判定】 血圧の測定は間接法によって，上腕動脈や手の指先にマンシェット（腕や指先を巻く装置）を固定する．

このとき測定部位が心臓の高さにくるように上腕を支持する．スイッチをいれ最高血圧と最低血圧値を読み取る．血圧の基準（WHO・国際高血圧学会）に沿って判定する．しかし，血圧は同一人であっても精神的あるいは身体的状態によって変動する．したがって高血圧の診断には1回の測定でなく1～数週間の間隔で数回測定する．

なお，脈圧と平均血圧を計算する．

　　　　　平均血圧＝脈圧／3 ＋脈圧血圧

（参考）　1）　立ったときの体位，横になったときの体位での血圧の差も測定してみる．
　　　　　2）　10～20分の運動をした後，3分ごとに血圧を測定し運動前の値に回復するまでの時間を計ってみる
　　　　　3）　手足を30分位水につけて，血圧を測定してみる．
　　　　　4）　年齢とともに少しずつ血圧が上昇する傾向があることから，年齢＋90mmHgをその人の最高血圧の目安としている．

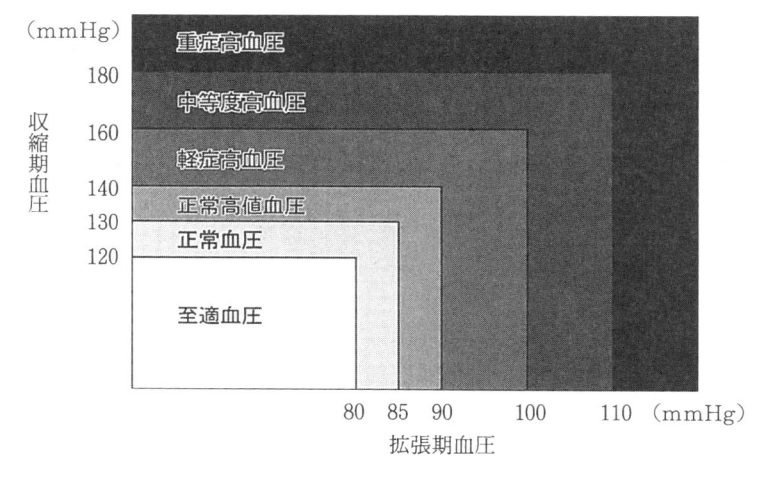

図9.1　血圧の分類

（C）　体温の測定

体温とは，身体の深部の温度である．体内部の熱産生と放散による熱は，血液により全身に送られていくので，大動脈出口の血温を体温と考えることができる．しかし，実際に測定するのは不可能なので，腋窩温，口腔温，直腸温で代用する．体温は日内変動があり，朝3～6時に最低となり，午後3～6時に最高値に達する．

【器具・試薬】　体温計（電子式，ガラス製），消毒用アルコール，カット綿，ストップウオッチ

【操作・判定】　腋窩の汗を十分拭き取り，少しの間腋を閉じておく．体温計の先端を腋窩のくぼみの中央付近に下から押し上げるように軽くあてる．上腕でしっかり体温計をはさむ．口腔温の場合は，体温計の先端部を舌下中央部に入れ，舌で体温計を十分におおい，軽く口を閉じる．5分間測定する．測定終了後は，体温計を消毒する．

なお，口腔温の測定は，せきや鼻詰まりのとき，口中にただれや傷のあるとき測定しない．

（D） 脈拍数の測定

正常時の脈拍数（心拍数）を測定する．

【測　定】 左手の橈骨（とうこつ）動脈上に，右手の人差し指，中指，薬指の3本の指を置く．3本の指先で血管を軽く圧迫するようにして脈拍数を数える．15秒間の脈拍数を数え4倍して1分間の脈拍数を求める．

（E） 運動負荷前後の体温・脈拍数

運動負荷による体温・脈拍数の変化，身体の状態を運動前後と比較して理解する．運動負荷の程度は，軽く汗をかく程度の運動量とする．

【器具・試薬】 電子体温計，カット綿，消毒アルコール

【方　法】

安静時体温・脈拍数　⟶　運動負荷　⟶　動直後の体温・脈拍数の測定
　　　　　　　　└────────── 比較 ──────────┘

【運動直後の測定】 体温は，腋の汗を十分に拭き，安静時と同様にして測定する．

脈拍は，運動中止後直ちに脈拍を15秒間数え，4倍した値に10を加えた値を運動直後の脈拍とする．

（F） 呼吸数

呼吸数は，年齢，体位，体温，筋肉・精神的活動などによって変わる．安静時では，規則正しく，一定の深さとリズムで行われている．

【方　法】 胸部または腹部に軽く手を当て，呼吸運動をあまり意識しないようにする．
　　　精神の興奮，運動，体温上昇時などでは安静時よりも増加するが，睡眠時では減少する．
　　　呼吸数は，成人で16〜18/分である．

【測定・器具】 ストップウオッチで1分間の呼吸数を数回測定する．いろいろな条件で行ってみるのも良い．

（G） 肺活量の測定

肺活量は体力，特に全身の持久力の指標にもなる．すなわち運動などによる酸素需要量の増加が呼吸を促し増加に対応している．

【器具・試薬】 肺活量計（KYS型），温度計，消毒用アルコール綿

【方　法】 肺活量計の水槽に標線まで水道水を入れ，水平に調節する．温度計で水温を計り，水温目盛り尺を測定温度にあわせる．コック弁を開き，回転槽内の空気を排出するために最低位まで押えながら沈める．コック弁を閉じる．消毒用アルコール綿で拭いた口当てホースを取り付ける．

【測　定】 両足を少し開いて2，3回深呼吸し，できる限り深く空気を吸い込む．直ちに口当てをしっかり口におおって当て，ゆっくり肺内の空気を口当てや鼻から漏れないように完全

に排出する．この操作を3回行って，最大値を肺活量（ml）とする．

年齢，体格，運動量によって異なるが健康な成人男子で3,000～5,000 ml，女子では2,000～3,000 mlである．

Baldwinらは肺活量の予測式を提示し，実測値と予測値の比率が80％以上で正常であるとしている．

男子：[27.63 - (0.112・年齢)]・身長（cm）
女子：[21.78 - (0.101・年齢)]・身長（cm）

9.1.3 食事調査

食事調査は，栄養素，食品さらに食品群等の摂取状況を知るために用いられる．直接分析法，秤量法，思い出し法，自己記録法などがあり，それぞれに特徴があるので目的に応じて選択することが必要である．

食事調査では，日常の食品に限らず市販加工食品，栄養補助食品，健康食品，特別用途食品や経腸栄養剤などの食品が調査に抜け落ちないよう注意する．

（A）タンパク質

タンパク質食事摂取基準の算定に際して，次の点が留意された．①エネルギー不足はタンパク質利用効率を低下させ，逆に増すと体タンパク質蓄積量は増加する．②身体の活動レベルが低いとタンパク質利用効率が低下し，摂取量を増加させる必要がある．しかし，適度な運動はタンパク質利用効率を高める．③個人差もあることから個人間の変動係数として12.5％の2倍を推定平均必要量に加算して推奨量を算定する．④感染，外傷やストレスに対する窒素損失量は，増加しタンパク質の必要量も大となるが，窒素出納に及ぼす影響は明らかではないので算定しない．

推定平均必要量，推奨量の算出は以下の通りである．

成人の場合，良質タンパク質の窒素平衡維持量は，男女とも0.67 g／kg体重／日である．日常食混合タンパク質の消化・吸収率は90％である．

推定平均必要量（g／kg体重／日）＝窒素平衡維持量÷消化・吸収率
　　　　　　　　　　　　　　　＝0.67÷0.90＝0.74

推定平均必要量（g／日）＝推定平均必要量（g／kg体重／日）×基準体重（kg）

推奨量（g／日）＝推定平均必要量（g／日）×1.25

なお，タンパク質のエネルギー比率の目標量は，18～69歳で20％エネルギー未満，70歳以上で25％エネルギー未満である．上限量は設定されていない．

（B）脂　　質

脂質の食事摂取基準項目が示され，目標量，目安量として脂肪エネルギー比率，飽和脂肪酸（％エネルギー），n-6系脂肪酸（g／日，％エネルギー），n-3系脂肪酸（g／日），コレステロール（mg／日）が設定された．

① エネルギー比率の目標量は，29歳以下と30歳以上の場合，総エネルギーの20〜30％と20〜25％である．なお，70歳以上では，15〜25％である．
② 飽和脂肪酸の目標量は，18歳以上では4.5〜7.0％である．10歳以上で，血中LDLコレステロール値が高い場合，動脈硬化が進行する可能性があるので対策が望まれる．
③ n−6系脂肪酸の目安量は，18歳以上では性別，年齢階級に差があるが目標量は10％未満である．
④ n−6系脂肪酸の目安量は，目標量を17歳以下と18歳以上に区別し性別，年齢階級に差がある．成人の場合は，目標量（g／日）男性2.6以上，女性2.2以上である．
⑤ コレステロールの目標量は，18歳以上では目標量（mg／日）男性750未満，女性600未満である．10歳以上で，血中LDLコレステロール値が高い場合，動脈硬化が進行する可能性があるので対策が望まれる．

(C) 炭水化物

糖質の摂取量は，次の方法で算出され，総エネルギーの50％以上，70％未満とすることが目標量とされている．

$$糖質摂取量（g）＝エネルギー摂取量 \times 0.60 以上 / 4.0$$

(D) 食物繊維

食物繊維は疾病リスクとの関連から減少させる大切な成分である．1日の摂取量は，男性18〜69歳20g，70歳以上17gであり，女性が18〜49歳17g，50〜69歳18g，70歳以上15gが目標量とされている．

食物繊維の摂取基準については，次の事項に配慮する．

① 平均的な日本人の食物繊維摂取量は15〜16g程度であり，もっと多くの食物繊維を摂取する必要がある．その補給にはサプリメントもある．
② 精製した単一の水溶性食物繊維，あるいは難消化吸収性の少糖類や糖アルコールを一時に多量に摂取すれば，一過性に下痢，軟便など不快な状態になることがあるので注意する．

(E) ビタミン，ミネラル（**無機質**）

ビタミン，ミネラルについては，推定平均必要量，推奨量，目安量，目標量とともに許容上限摂取量が策定され，通常の食品以外からの摂取について定められている．

① 許容上限摂取量は，過剰摂取による健康障害を予防する観点から，特定の集団においてほとんどすべての人に健康上悪影響を及ぼす危険のない栄養素摂取の最大限の量として示されている．
② 許容上限摂取量が決められている場合には，推奨量と許容上限摂取量の間で適正な摂取量を算出する．その場合，個々人の栄養状態，体質や生活習慣，身体活動レベル，生活環境を考慮して適正な摂取量を算出する．

③ 成人の場合，ビタミン B_1，B_2，ナイアシンについては，推定エネルギー必要量をもとに摂取基準を算出する．ビタミンによっては，高齢者や成長期では異なる場合もある．妊娠期の女性では，葉酸が神経管閉鎖障害のリスクの低減のために，400μg／日の摂取が望まれる．

④ 食塩については，高血圧の予防から1日男性10g未満，女性8g未満を摂取目標量とする．エネルギー摂取量の算出が可能な場合は，男女とも4.5g／1000 kcal未満とする．

⑤ カリウムの摂取量は，高血圧の予防から18歳以上では3,500 mg／日を目標量とする．

9.1.4 生理・生化学的方法

生理・生化学的方法とは，栄養状態を最も反映する血液，尿中の成分を測定して栄養状態を知る方法である．摂取量調査，身体計測より，さらに詳細な栄養状態を判定する場合に用いられる．なお，詳細な内容は，血液，尿の章（p.75，p.99,）を参照する．

付表 1　F 分布表　(危険率 α 5%)

n_1 = 分子自由度　　n_2 = 分母自由度

n_2 \ n_1	1	2	3	4	5	6	7	8	9	10	12	15	20	24	30	40	60	120	∞
1	161	200	216	225	230	234	237	239	241	242	244	246	248	249	250	251	252	253	254
2	18.5	19.0	19.2	19.2	19.3	19.3	19.4	19.4	19.4	19.4	19.4	19.4	19.4	19.5	19.5	19.5	19.5	19.5	19.5
3	10.1	9.55	9.28	9.12	9.01	8.94	8.89	8.85	8.81	8.79	8.74	8.70	8.66	8.64	8.62	8.59	8.57	8.55	8.53
4	7.71	6.94	6.59	6.39	6.26	6.16	6.09	6.04	6.00	5.96	5.91	5.86	5.80	5.77	5.75	5.72	5.69	5.66	5.67
5	6.61	5.79	5.41	5.19	5.05	4.95	4.88	4.82	4.77	4.74	4.68	4.62	4.56	4.53	4.50	4.46	4.43	4.40	4.37
6	5.99	5.14	4.76	4.53	4.39	4.28	4.21	4.15	4.10	4.06	4.00	3.94	3.87	3.84	3.81	3.77	3.74	3.70	3.67
7	5.59	4.74	4.35	4.12	3.97	3.87	3.79	3.73	3.68	3.66	3.57	3.51	3.44	3.41	3.38	3.34	3.30	3.27	3.23
8	5.32	4.46	4.07	3.84	3.69	3.58	3.50	3.44	3.39	3.35	3.28	3.22	3.15	3.12	3.08	3.04	3.01	2.97	2.93
9	5.12	4.26	3.86	3.63	3.48	3.37	3.29	3.23	3.18	3.14	3.07	3.01	2.94	2.90	2.86	2.83	2.79	2.75	2.71
10	4.96	4.10	3.71	3.48	3.33	3.22	3.14	3.07	3.02	2.98	2.91	2.85	2.77	2.74	2.70	2.66	2.62	2.58	2.54
11	4.84	3.98	3.59	3.36	3.20	3.09	3.01	2.95	2.90	2.85	2.79	2.72	2.65	2.61	2.57	2.53	2.49	2.45	2.40
12	4.75	3.89	3.49	3.26	3.11	3.00	2.91	2.85	2.80	2.75	2.69	2.62	2.54	2.51	2.47	2.43	2.38	2.34	2.30
13	4.67	3.81	3.41	3.18	3.03	2.92	2.83	2.77	2.71	2.67	2.60	2.53	2.46	2.42	2.38	2.34	2.30	2.25	2.21
14	4.60	3.74	3.34	3.11	2.96	2.85	2.76	2.70	2.65	2.60	2.53	2.46	2.39	2.35	2.31	2.27	2.22	2.18	2.13
15	4.54	3.68	3.29	3.06	2.90	2.79	2.71	2.64	2.59	2.54	2.48	2.40	2.33	2.29	2.25	2.20	2.16	2.11	2.07
16	4.49	3.63	3.24	3.01	2.85	2.74	2.66	2.59	2.54	2.49	2.42	2.35	2.28	2.24	2.19	2.15	2.11	2.06	2.01
17	4.45	3.59	3.20	2.96	2.81	2.70	2.61	2.55	2.49	2.45	2.38	2.31	2.23	2.19	2.15	2.10	2.06	2.01	1.96
18	4.41	3.55	3.16	2.93	2.77	2.66	2.58	2.51	2.46	2.41	2.34	2.27	2.19	2.15	2.11	2.06	2.02	1.97	1.92
19	4.38	3.52	3.13	2.90	2.74	2.63	2.54	2.48	2.42	2.38	2.31	2.23	2.16	2.11	2.07	2.03	1.98	1.93	1.88
20	4.35	3.49	3.10	2.87	2.71	2.60	2.51	2.45	2.39	2.35	2.28	2.20	2.12	2.08	2.04	1.99	1.95	1.90	1.84
21	4.32	3.47	3.07	2.84	2.68	2.57	2.49	2.42	2.37	2.32	2.25	2.18	2.10	2.05	2.01	1.96	1.92	1.87	1.81
22	4.30	3.44	3.05	2.82	2.66	2.55	2.46	2.40	2.34	2.30	2.23	2.15	2.07	2.03	1.98	1.94	1.89	1.84	1.78
23	4.28	3.42	3.03	2.80	2.64	2.53	2.44	2.37	2.32	2.27	2.20	2.13	2.05	2.01	1.96	1.91	1.86	1.81	1.76
24	4.26	3.40	3.01	2.78	2.62	2.51	2.42	2.36	2.30	2.25	2.18	2.11	2.03	1.98	1.94	1.89	1.84	1.79	1.73
25	4.24	3.39	2.99	2.76	2.60	2.49	2.40	2.34	2.28	2.24	2.16	2.09	2.01	1.96	1.92	1.87	1.82	1.77	1.71
30	4.17	3.32	2.92	2.69	2.53	2.42	2.33	2.27	2.21	2.16	2.09	2.01	1.93	1.89	1.84	1.79	1.74	1.68	1.62
40	4.08	3.23	2.84	2.61	2.45	2.34	2.25	2.18	2.12	2.08	2.00	1.92	1.84	1.79	1.77	1.69	1.64	1.58	1.51
60	4.00	3.15	2.76	2.53	2.37	2.25	2.17	2.10	2.04	1.99	1.92	1.84	1.75	1.70	1.65	1.59	1.53	1.47	1.30
120	3.92	3.07	2.68	2.45	2.29	2.18	2.09	2.02	1.96	1.91	1.83	1.75	1.66	1.61	1.55	1.50	1.43	1.35	1.25
∞	3.84	3.00	2.60	2.37	2.21	2.10	2.01	1.94	1.88	1.83	1.75	1.67	1.57	1.52	1.46	1.39	1.32	1.22	1.00

付表2 尿の化学的平均組成（各検査の基準値は検査法、検査機関により異なる場合がある）

尿の組成は、食餌の質、量おおよび生活環境、様式の変化に影響される。
量：約1300（600〜2,000）ml/day、水点降下度Δ：0.08〜3.5°、固形分量：55〜70 g/day。
比重：約1.012〜1.024 1日尿1.010〜1.026、15〜20℃、電気伝導度 mho：(1.3〜3.3)・10^{-2}、pH約5.8（5〜7.8）

項目	基準法	値	異常値	備考
pH	試験紙法	pH4.5〜7.5 平均6.0	アルカリ性尿：①代謝性アルカローシス ②呼吸性アルカローシス ③その他尿路感染など 酸性尿：①代謝性アシドーシス ②呼吸性アシドーシス ③その他発熱など	新鮮尿を用いる（夏はとくに早く）健康人においても食餌内容（動物性多食－酸性、植物性多食－アルカリ性）食事との時間的関係、運動などの条件で変動する。
タンパク定性	試験紙法 煮沸法 スルホサリチル酸法	(−)〜(±)	増加：腎疾患、その他腎外性による疾患	各種腎疾患で陽性を呈するが、腎外性タンパク尿を除外するため、繰り返し測定する必要がある。新鮮尿
タンパク定量	kingsbury-Clark法	100 mg/day (8 mg/dl以下)	増加：健康人でタンパク尿に乏む→食餌性 食物を大量に摂取した場合→起立性タンパク尿 腎動脈圧迫→熱性タンパク尿 高熱時→熱性タンパク尿 腎疾患→腎疾患性タンパク尿	混濁尿は測定不能。正常値としての記載がないため参考値である。
ブドウ糖定性（尿糖）	試験紙法 Nylander法 Benedict法	(−)〜(±) (−) 10〜30 mg/dl	正常者でも20 mg/dl前後のブドウ糖がみられるが、左記いずれかの方法でも測定感度以下であり（−）と判定される。 増加：糖尿病、甲状腺・下垂体・副腎の機能亢進	新鮮尿、尿沈渣に各種細胞とくに、微生物を含む場合は時間とともにデータが不正確になる。 糖：大量の食事をとった後は50％の人は2〜3 mg/dl、糖尿病患者では100 g/dlまでに上がる。
糖定量	酸化酵素法（酵素電極法）	300 mg/day以下	高血圧を伴わない糖尿：腎性糖尿、先天性代謝障害、妊娠時糖尿など 高血糖を伴う糖尿：糖尿病、食餌性糖尿、内分泌疾患、頭蓋内圧亢進など	新鮮尿または蓄尿（防腐剤）

項目	方法	基準値	増減と疾患	備考
ウロビリノーゲン	Ehrlichのアルデヒド反応試験紙法	*(±)～(+) 0.5～2.0 mg/day	増加：肝機能障害，溶血性貧血，発熱，便秘，疲労 減少：総胆管閉塞	空気中の酸素によりウロビリンに変化するためできるだけ早く検査すること． *室温（20℃ 前後）5分以上で微紅色を呈する．新鮮尿
ウロビリン	schlesinger法		増加：肝機能障害（固有肝疾患，熱性疾患，循環機能不全），疲労 減少：胆管閉塞，肝性黄疸の極期	*尿を水で20倍以上希釈しても陽性の場合は，胆汁色素や有蛍光剤の服用は，病的である．胆汁色素や有蛍光剤の服用により誤判定されるので注意する．
ビリルビン	Rosin法* 簡易法**	(−) (−)	増加：コレビリルビン 胆実質性黄疸，閉塞性黄疸	新鮮尿 *測定感度は他より低いが一般的である． **ウロペーパーB，イクトスティックス，ンノテスト6号など． 高間接型ビリルビン血症（溶血性新生児黄疸やCrigler-Najjar症など）の場合は，ビリルビンがタンパクと結合しており，腎を通過しないため尿では陰性のことが多い．
ケトン体	簡易法 Rothera法 Legal反応	(−) (−)	増加：重症糖尿病，重症悪阻，小児自家中毒，肝臓障害，重症肺結核，飢餓高熱持続時，飢餓	新鮮尿
ポルフィリン定性	Fisher法	(−)～(±)*	健康人でもコプロポルフィリン15～30μgが1日に排泄されているが，定性反応では検出できない．	*陽性では赤紅色の蛍光 発蛍光剤の投薬はさけること．
クレアチニン	Jaffe法	1.0～2.0 g/day	減少：筋萎縮を認める疾患（筋ジストロフィー症），甲状腺疾患，飢餓 甲状腺疾病	24時間尿をよく混和して尿量を明記の上その一部を提出．クレアチニン係数 成人平均：男23 mg，女18 mg/kg/日．
クレアチン	Jaffe法	男性 (−) 女性 (±)	増加：筋萎縮性疾患，甲状腺機能亢進症，発熱，妊娠，飢餓，副腎皮質ホルモン服用，糖尿病 減少：甲状腺機能低下症，肝障害，タンパク同化ホルモン，thiazide服用	24時間尿をよく混和して尿量を明記の上その一部を提出． ・生理的クレアチン尿の頻度：男8歳まで〜100%，9〜11歳50%，13歳10%，15歳以上0%，女成人30%．

項目	測定法	基準値	増加・減少	備考
ナトリウム (Na)	炎光光度法 ISE法	130〜220* mEq/day : 4〜8 g/day	増加：腎（利尿期にある急性腎不全、Na喪失性腎症、医原性など） 減少：ナトリウム摂取不足、腎疾患（乏尿期、心不全、心包炎合併のとき）	*食塩摂取量に考慮すること．24時間尿をよく混和し、尿量を明記の上その一部を提出．
カリウム (K)	炎光光度法 ISE法	25〜75 mEq/day : 1.8〜2.0 g/day	増加：鉱質コルチコイドの過剰（アルドステロン症、Cushing症候群、Batter症候群）低Mg血症 減少：腎不全、アルドステロン作用の低下、循環血液量の減少、医原性など	尿中Naに準じる．
カルシウム (Ca)	OCPC法	0.1〜0.3 g/day	増加：原発性副甲状腺機能亢進症、腎結石、骨萎縮症 減少：特発性副甲状腺機能低下症、テタニー	尿中Naに準じる．尿沈渣カルシウム塩に注意する．（混和） Ca^{2+}値の単位換算 mmol/l×2＝mEq/l mmol/l×4＝mg/dl
塩素	銀電極法 schales-schales法	NaClとして 10〜15 g	増加：副腎皮質機能不全、浮腫減少時 減少：腎疾患、胃酸過多症	尿中塩素化合物の大部分は食塩で、食塩摂取量より変動する．ナトリウムの項参照．
リン	Fiske-subbarow法	0.2〜2.0 g/day	増加：原発性副甲状腺機能低下症、尿細管性アシドーシス、ビタミンD欠乏症 減少：特発性副甲状腺機能亢進症、腎不全、腸潰瘍石灰化症	尿Naに準じる．尿沈渣中のリン酸塩に注意する（混和）．
アンモニア	インドフェノール反応	0.3〜1.2 g/day	増加：高タンパク、発熱、肝臓疾患、糖尿病アシドーシス 減少：低タンパク食	
尿素	ウレアーゼ・インドフェノール反応	15〜30 g/day	増加：飢餓、糖尿病、貧血 減少：腎機能不全、急性黄色肝萎縮	尿総固体成分の半分、食事により変動．

尿　酸	murexide 反応	6.4 g/day 以上	増加：過剰生産型痛風すべて，白血病，運動，摂取する核タンパク質により変動する． 減少：排泄低下型痛風すべて，腎機能障害 発熱
尿素窒素	インドフェノール反応	0.3～1.2 g/day	増加：高タンパク食，発熱，肝臓疾患，糖尿病アシドーシス，飢餓，ガン 減少：腎臓の窒素排泄機能低下，肝実質障害，ステロイド，カフェイン服用
潜血反応	試験紙法	(－)	血尿：急性腎炎，膀胱炎，腎盂炎，尿路結石 血色素尿：感染症

その他微量有機成分 (24 時間当たりで示す．窒素成分の総量 25～30 g)
馬尿酸 0.1～1 g，シュウ酸 15～20 mg，インジカン 4～20 mg，プリン塩基 10 mg，アセトン体 3～15 mg，アラントイン 30 mg，フェノール類 (総量) 0.2～0.5 g，アンモニア 0.7 (0.3～1) g
その他微量無機成分 (24 時間当たりで示す．総固体量 30～70 g/L 平均 50 g)
Mg 50～200 mg，Fe 0.06～0.10 mg，ヒ素 0.05 mg 以下，鉛 50 μg 以下，総 S (SO$_3$として) 2.0～3.4 g

付表3　尿沈渣成分の平均的組成〔新基準値表（日本アップジョン）修正〕
検体10ml　500×g　5分間遠心（採尿後1時間以内に行う）

尿沈渣		正常値*
必要検体量 10ml	赤血球	1個/5視野
	白血球	男　1個/5視野 女　3個以下/1視野
	扁平上皮	男　1個以下/5視野 女　10個以下/1視野
	円柱	全視野に2～3個ガラス円柱を認めることがある.
	細菌, 真菌, 原虫, 精子, 脂肪球	少数認めることがある.
	塩類	少量ながら認めることがある.
	虫卵, 昆虫, 繊維その他	原則的に（－）であるが混入していることがある.

* 参考値である.

付表4 血液・血漿（血清）の化学的平均組成

項	目	基 準	値	異 常 値	備 考
a. タンパク	総タンパク	ビュレット法 屈折法	6.5～8.1 g/dl 〃 g/dl	高値：（主としてGlob.）急性・慢性感染症，脱水，消化管閉塞，ショック，形質細胞腫，血液濃縮 低値：(Alb.↓↓, Glob.→～↓) タンパク尿，消化管減量，ガン，肝障害，貧血，重症糖尿病，甲状腺亢進，大出血など	1日15～20 gが交代している。Alb.フィブリノーゲン（α, β-Glob）は肝臓で，γ-Glob.は形質細胞などで合成される。臨床的にAlb.が増加し，Glob.が減少することは少ない。
	血清タンパク分画	セルロースアセテート膜法	Alb. 55.5～71.3% Glb. α_1：2.4～4.6% α_2：6.5～11.9% β：7.5～12.7% γ：7.4～20.2%	検体はフリーザーに入れないこと。尿および髄液で総タンパク4 g/dl以下のものは濃縮の必要がある。 低値：ネフローゼ症候群，悪液質，重症肝障害，急性感染症 高値：肝ガン，急性・慢性炎症，腎不全，妊娠 低値：汎発性急性肝障害，肝疾患，肝硬変 高値：炎症性疾患，ネフローゼ 低値：肝疾患と溶血性疾患 低値：肝疾患，溶血性疾患，ネフローゼ症候群 高値：多クローン性免疫グロブリン血症 低値：原発性免疫低下症，続発性免疫低下，グロブリン低下	
	アルブミン	BCG比色法	3.8～5.3 g/dl	低値：ネフローゼ，腎炎，火傷，出血，甲状腺機能亢進，栄養不良	血清総タンパクの変動とほぼ平行
	A/G比	BCG/ビュレット法	1.2～2.0	低値：Alb.の減少か，Glb.の増加をみる	

	項目	測定法	基準値	高値・低値を示す疾患・状態	備考
b. 非タンパク性窒素化合物	非タンパク性窒素化合物 (NPN)	Kjeldahl法 Rappaport法	18～40 mg/dl	高値、低値はBUNの項参照	BUN、尿酸、アミノ体N、クレアチニン、クレアチンなどの総和で排泄のバランスで増減する。NPNの変動は肝疾患など特殊な場合を除きBUNの変動による場合が多い。
	血中尿素窒素 (BUN)	ウレアーゼ法	8～20 mg/dl	高値：腎不全、高タンパク質、肝硬変症 低値：妊娠、低タンパク食	GFR 1/4以下に、低下時に急上昇する。濾過機能低下の指標になる。
	アンモニア	酵素法 ドライケミストリー法（採血直後測定）	28～70 μgN/dl以下 40～80 μgN/dl	高値：アンモニアのNへの合成障害、N利用不全、劇症肝炎、肝硬変による門脈圧亢進など 低値：肝硬変による門脈圧亢進など	採血後、直ちに水冷し、供試する。安静時、空腹時
	アミノ体窒素	フルオロース・2,4-ジニトロベンゼン法	3.6～7.0 mg/dl	高値：タンパク合成障害、脱アミノ不全（肝障害）、排泄障害、先天的アミノ酸代謝異常、肝不全、急性感染症 低値：タンパク合成促進、栄養不良、成長ホルモン投与	
	尿 酸	ウリカーゼ比色法	男：2.5～6.9 mg/dl 女：2.0～6.3 mg/dl	高値：高尿酸血症 (8 mg/dl以上)、痛風、慢性腎不全、飲酒 低値：先天性 Xanthine Oxidase 欠損症肝疾患、特発性低尿酸血症、ウイルソン病など	
	クレアチニン	酵素法	男：0.65～1.20 mg/dl 女：0.50～0.95 mg/dl	高値：腎障害、尿路閉塞、乏尿による排泄障害、甲状腺機能亢進症 低値：筋ジストロフィー症	
c. 脂質	総脂質	スルホホスホヴァニリン法	550～850 mg/dl	高値：飢餓時、低糖質摂取時、糖尿病、副腎皮質・糖質コルチコイド投与時	厳密には12時間以上の空腹がのぞましい。

項目	測定法	基準値	高値・低値の原因	高脂血症 診断基準（日本動脈硬化学会, 1995）
総コレステロール	酵素法	130〜220 mg/dl	高値：甲状腺機能低下、胆道閉塞、脂質代謝異常、糖質不足または利用障害、原発性（家族性）高コレステロール血症、続発性高コレステロール血症、糖尿病、ネフローゼ、胆道閉塞 低値：甲状腺機能亢進、合成障害（肝）炎症性疾患、甲状腺機能亢進、無βリポタンパク血症	血清コレステロール 220 mg/dl 以上 トリグリセリド 150 mg/dl 以上 HDL-コレステロール 40 mg/dl 未満 LDL-コレステロール 140 mg/dl 以上
LDL-コレステロール		100 mg/dl 未満	高値：高 Chol 血症（160 mg/dl 以上）	
HDL-コレステロール		40 mg/dl 以下 男：37〜57 mg/dl 女：36〜70 mg/dl	高値：家族性高HDL血症、原発性胆汁性肺疾患、運動後 低値：高TG血症、肝臓障害、腎不全	
TG トリグリセリド（中性脂肪）	酵素法	55〜150 mg/dl	高値：原発性脂質代謝異常、甲状腺機能低下、続発性脂質代謝異常、甲状腺機能低下、肝臓、胆道疾患、膵臓疾患、糖尿病、肥満症、動脈硬化症 低値：甲状腺機能低下、慢性副腎不全	低脂肪食後 12 時間以上絶食しなければ測定の意味がない。また測定法によっても異なるため大略の目安である。
リン脂質	酵素法	150〜280 mg/dl	高値：糖尿病、脂質代謝異常、閉塞性黄疸 低値：重症貧血、肝実質障害	溶血は高値を与える。
遊離脂肪酸（FFA）	酵素法	0.10〜0.90 mEq/L	高値：糖尿病、重症肝障害、肥満症 低値：甲状腺機能低下、下垂体機能低下	採血後、すみやかに測定する。 採血時の患者の体位の変動や喫煙直後は測定値に影響するのでさける。
過酸化脂質（LPO）	TBA法 八木別法	10 nmol/ml 以下 2.0〜18 nmol/ml	高値：動脈硬化症、糖尿病	

	項目	測定法	基準値	高値/低値で考えられる疾患など	備考
d. 糖質	血糖		空腹時：60〜110 mg/dl 随時：200 mg/dl 以下	高値：糖尿病、妊娠糖尿、膵障害による糖尿、ホルモン性糖尿病*、肝疾患に伴う糖尿病 低値：膵疾患（インスリノーマ）、脳下垂体機能低下症、甲状腺機能低下症、副腎機能低下症、栄養障害など	*甲状腺機能亢進、脳下垂体前葉性糖尿、副腎皮質ホルモンなど。 糖負荷試験（GTT）2時間値 200 mg/dl 未満
	グリコヘモグロビン A1c (HbA1c)		4.3〜5.8%（全血）	高値：糖尿病、β-サラセミア 低値：血球寿命短縮時（溶血性貧血）	1〜3ヵ月前の血糖値と相関がある。長期間の血糖コントロールの指標
	フルクトサミン（糖化タンパク）	NBT還元法	205〜285 μmol/L	高値：糖尿病	A1bとG1bの糖化度を示し、HbA1cより、近い過去の血糖を反映する。
	乳酸	酵素法 (scholz法)	4〜19 mg/dl	高値：貧血、白血病、肝不全、循環不全 低値：糖尿病	運動後は高値を示す。除タンパクのち、測定する（要水冷）。
	ピルビン酸	酵素法 (segal法)	0.3〜0.9 mg/dl	高値：循環不全、貧血、白血病、高血圧症、心筋梗塞、肝臓障害、肥満における長期絶食、V.B1欠乏症 低値：筋原病、乳酸脱水素酵素欠損症、筋ホスホグリセロムターゼ欠損症	乳酸の備考に準じる。
e. 無機質	ナトリウム (Na)	炎光光度法 ISE法	134〜146 mEq/L	高ナトリウム血症：水分不足、食塩過剰、尿細管再吸収増加など 低ナトリウム血症：摂取不足、過度の損失（嘔吐、下痢、多量の飲水）、重症糖尿病、副腎皮質不全	採血後2時間以内に血清を分離すること。

項目	測定法	基準値	高値・低値の疾患	備考
カリウム (K)	炎光光度法 ISE法	3.5〜5.0 mEq/L	高カリウム血症：高度の腎不全、細胞内のK放出、副腎皮質不全、抗アルドステロン剤投与、乏尿、飢餓、脱水 低カリウム血症：摂取不足、Kの細胞内移動、水分過剰投与、消化液喪失、腎性喪失、呼吸性アルカローシス	採血後2時間以内に血清を分離すること.
塩素	銀電極法 Schales-schales法	97〜107 mEq/L	高Cl血症 (108 mEq/L以上) 過剰摂取あるいは投与、脱水症、呼吸性アルカローシス、尿からのCl排泄減少 低Cl血症 (95 mEq/L以下) 摂取不足、水分過剰投与、消化液喪失、腎機能喪失、呼吸性アシドーシス	採血後2時間以内に血清を分離すること. 通常 Na^+ とほぼ平行して増減する.
カルシウム (Ca)	OCPC法	4.2〜5.1 mEq/L* (8.5〜10.1 mg/dl)	高値：副甲状腺機能亢進、多発性骨髄腫 低値：副甲状腺機能低下、慢性腎炎、尿毒症、糖尿病、下痢、閉塞性黄疸、V.D欠乏、骨軟化症など	$mg/dl = [mEq/L] \times 2$
リン (P)	Fiske-Subbarow法	2.4〜4.3 mg/dl	高値：副甲状腺機能低下、慢性腎不全 低値：副甲状腺機能亢進、V.D欠乏、骨軟化症など	19歳まではやや高値、男女差、季節差も報告されている. 採血後2時間以内に血清分離. 血清は氷室保存.
マグネシウム (Mg)	原子吸光法	1.5〜2.0 mg/dl 1.5〜2.0 mEq/L*	高値：糸球体腎炎、乏尿、尿毒症 低値：尿毒症、アルコール中毒	* $mg/dl = [mEq/L] \times 1.2$
銅 (Cu)	比色法	70〜132 μg/dl	高値：胆道閉塞、心筋梗塞など 低値：ウイルソン病、貧血	脱銅した器具を用いる.
鉄 (Fe)	バソフェナンスロリン法	男：60〜210 μg/dl 女：40〜160 μg/dl	高値：溶血性貧血、悪性貧血、骨髄性白血病、再生不良性貧血、ヘモクロマトージス、急性肝炎、赤芽球性貧血 低値：鉄欠乏性貧血、出血性貧血、バンチ症候群、慢性感染症、悪性腫瘍	脱鉄した器具を用いる. 診断は総鉄結合能 (IBC) か不飽和鉄結合能 (UIBC) を同時測定して判定する.

150

亜鉛（Zn）		原子吸光法	57～117 μg/dl			
f.酵素	酸性ホスファターゼ（ACT）	kind-king法	総活性 0～4 KAU 前立腺性 0～0.8 KAU	高値：転移性前立腺ガン	採血後，直ちに密栓して水冷する．KAU=King-Armstrong Units	
	アルカリ性ホスファターゼ	JSCC法	成人 86～252 U/L	高値：クル病，骨軟化，甲状腺機能亢進症，骨折，胆道閉塞，ペーチェット病		
	α-アミラーゼ	Blue Starch法	130～400 IU/L	高値：急性膵臓炎，膵ガン 低値：膵臓壊死，肝硬変	溶血に注意する．*SRU；Smith-Roe単位．	
	トランスアミナーゼ GOT（AST） GPT（ALT）	MDH-UV法（JSCC） LDH-UV法（JSCC法）	13～35 U/L 8～48 U/L	高値：急性肝炎，肝硬変，脂肪肝，肝腫瘍，心筋梗塞，溶血性貧血	GOTは心筋に，GPTは肝に比較的特異性が高い．肝疾患はGOT，GPTともに高い．他疾患はGOTが主として高値になる．	
	γGTP	JSCC法	男：7～60 U/L 女：7～38 U/L	高値：胆内胆汁うっ滞・慢性肝炎，肝硬変	*アルコール非常飲者 10～30 U/L	
	乳酸脱水素酵素（LDH）	JSCC法	120～230 U/L	高値：心筋梗塞，肝炎，急性閉塞ジストロフィー，脳血管障害，腎梗塞，悪性腫瘍	溶血血清は高値 450単位以上異常値	
	リパーゼ		50～190 U/L	高値：急性膵臓炎，膵ガン 低値：膵ガン末期，慢性膵炎末期		

基本参照法 JSCC法（日本臨床化学会勧告法）

量：体重 (kg) × $(\frac{1}{10} \sim \frac{1}{14})$; ×$\frac{1}{19}$ (新生児) ; 血漿：体重 (kg) × $(\frac{1}{18} \sim \frac{1}{23})$

容積 77.7〜80.1mL/kg ; 2〜3 L/m² (体表面積)   女 66.1

(血漿：40〜50 (4) mL/kg : 1.1〜1.7 L/m² ; 赤血球：34.8 mL/kg)

比重：1.058 (1.045〜1.075) ; 血球：1.084〜1.117 ; 血清：1.029〜1.032 ; (水：1.000)

血清タンパク質量 (%) = $\frac{比重 - 1.007}{0.00276}$

ただし、1.007 は血清の除タンパク液の比重、0.00276 は血清タンパク毎gの比重増加量

電気伝導度 mho：(40〜60) ・10⁻⁴ ; (血清, 血漿 100・10⁻⁴ ; 赤血球 0)

pH：7.33〜7.45 ; 動脈血 7.42 ; 静脈血 7.37 (38℃) ; 血清 7.36〜7.40

氷点降下度 Δ：0.51〜0.62 (0.56°)

固形分 %：18〜25 (19〜23) ; (血漿, 血球 68.2, 血清 90.2   女 血液 82.46, 血球 68.8, 血清 91.4

水分%：男 血液 78.87, 血球 68.2, 血清 90.2   女 血液 82.46, 血球 68.8, 血清 91.4

糖尿病の新しい分類 (1997)

1. type 1 糖尿病 (破壊、通常絶対的インスリン欠乏にいたる)
   A. 自己免疫 B. 特発性
2. type 2 糖尿病 (インスリン抵抗性が主で、相対的分泌不全を伴うものから、インスリン分泌不全が主でインスリン抵抗性のものまで含む)
3. その他の糖尿病
   A. β細胞の遺伝的異常 B. インスリン作用の遺伝的異常 C. 膵外分泌疾患によるもの D. 内分泌疾患によるもの
   E. 薬剤および化学物質によるもの F. 感染によるもの G. まれな免疫学的機序によるもの H. 他の遺伝的症候群によるもの
4. 妊娠糖尿病

付表 5　体表面積算出表

体重 (kg)

身長 (cm)	40	42	44	46	48	50	52	54	56	58	60	62	64	66	68	70	72	74	76	78	80	82	84
142	1.222	1.247	1.274	1.300	1.325	1.349	1.372	1.396	1.418	1.440	1.463												
144	1.233	1.259	1.286	1.312	1.337	1.361	1.385	1.409	1.432	1.454	1.476												
146	1.244	1.271	1.298	1.324	1.349	1.374	1.398	1.422	1.445	1.467	1.490	1.511											
148	1.255	1.283	1.310	1.336	1.361	1.386	1.411	1.434	1.458	1.480	1.503	1.525	1.533										
150	1.267	1.294	1.322	1.348	1.375	1.399	1.423	1.447	1.471	1.494	1.517	1.539	1.547	1.554									
152	1.278	1.306	1.333	1.360	1.385	1.411	1.435	1.460	1.484	1.506	1.530	1.552	1.572	1.568	1.575								
154	1.289	1.317	1.345	1.372	1.398	1.423	1.448	1.473	1.497	1.520	1.543	1.566	1.588	1.610	1.589	1.595							
156	1.300	1.328	1.356	1.382	1.406	1.435	1.460	1.487	1.509	1.533	1.556	1.579	1.602	1.624	1.645	1.603	1.610						
158	1.311	1.340	1.368	1.395	1.422	1.448	1.473	1.498	1.522	1.546	1.570	1.593	1.615	1.638	1.659	1.681	1.624						
160	1.322	1.351	1.379	1.407	1.434	1.460	1.485	1.510	1.535	1.559	1.583	1.606	1.629	1.651	1.673	1.695	1.716	1.658					
162	1.333	1.360	1.391	1.418	1.445	1.472	1.498	1.523	1.548	1.572	1.596	1.619	1.642	1.665	1.687	1.709	1.730	1.673	1.679				
164	1.344	1.373	1.402	1.430	1.457	1.484	1.510	1.535	1.560	1.585	1.609	1.632	1.656	1.678	1.701	1.723	1.744	1.687	1.694				
166	1.355	1.384	1.413	1.441	1.469	1.496	1.522	1.548	1.573	1.597	1.622	1.646	1.669	1.692	1.715	1.737	1.758	1.708	1.714				
168	1.366	1.395	1.425	1.453	1.481	1.508	1.534	1.560	1.586	1.610	1.635	1.659	1.683	1.706	1.728	1.751	1.773	1.723	1.729				1.883
170	1.374	1.404	1.433	1.462	1.490	1.517	1.543	1.570	1.595	1.620	1.645	1.669	1.693	1.716	1.739	1.761	1.783	1.737	1.743	1.793			1.898
172	1.387	1.417	1.447	1.476	1.504	1.531	1.558	1.585	1.610	1.635	1.660	1.685	1.709	1.724	1.755	1.778	1.800	1.751	1.758	1.808			1.910
174	1.398	1.428	1.458	1.487	1.516	1.543	1.570	1.597	1.623	1.648	1.673	1.698	1.722	1.746	1.769	1.792	1.814	1.766	1.773	1.822	1.843	1.866	1.928
176	1.409	1.439	1.469	1.499	1.521	1.555	1.582	1.609	1.635	1.661	1.636	1.711	1.735	1.759	1.782	1.806	1.828	1.780	1.787	1.837	1.858	1.881	1.943
178	1.419	1.450	1.480	1.510	1.539	1.569	1.594	1.621	1.647	1.673	1.699	1.723	1.748	1.772	1.792	1.819	1.842	1.794	1.801	1.848	1.869	1.893	1.958
180				1.521	1.550	1.579	1.606	1.633	1.660	1.686	1.712	1.737	1.762	1.786	1.809	1.833	1.856	1.805	1.816	1.866	1.887	1.911	1.972
182				1.532	1.561	1.590	1.618	1.645	1.672	1.698	1.724	1.749	1.774	1.798	1.822	1.846	1.869	1.822	1.827	1.880	1.902	1.926	1.987
184				1.543	1.573	1.603	1.630	1.657	1.684	1.711	1.737	1.762	1.787	1.812	1.836	1.860	1.883	1.837	1.844	1.880	1.916	1.940	2.002
186						1.613	1.641	1.669	1.696	1.723	1.753	1.775	1.800	1.825	1.849	1.873	1.896	1.851	1.859	1.895	1.930	1.955	2.017
188						1.624	1.653	1.681	1.708	1.735	1.762	1.787	1.813	1.838	1.862	1.886	1.910	1.864	1.873	1.909	1.945	1.970	2.031
190						1.636	1.665	1.693	1.720	1.751	1.774	1.800	1.820	1.851	1.875	1.899	1.923	1.878	1.887	1.923	1.959	1.984	2.046

$A = W^{0.444} \times H^{0.663} \times 88.3$ （昭和 44 改訂, 栄審）　　A：体表面積（m²），W：体重（kg），H：身長（cm）

体表6　基礎代謝表（20〜39歳）（O_2値で示す）

体表 (m²)	男										1/100
	0	1	2	3	4	5	6	7	8	9	
1.0	125	126	128	129	130	131	133	134	135	136	
1.1	138	139	140	141	143	144	145	146	148	149	
1.2	150	151	153	154	155	156	158	159	160	161	
1.3	163	164	165	166	168	169	170	171	173	174	
1.4	175	176	178	179	180	181	183	184	185	186	
1.5	188	189	190	191	193	194	195	196	198	199	
1.6	200	201	203	204	205	206	208	209	210	211	
1.7	213	214	215	216	218	219	220	221	223	224	
1.8	225	226	228	229	230	231	233	234	235	236	
1.9	238	239	240	241	243	244	245	246	248	249	
2.0	250	251	253	254	255	256	258	259	260	261	
2.1	263	264	265	266	268	269	270	271	273	274	

体表 (m²)	女										1/100
	0	1	2	3	4	5	6	7	8	9	
1.0	114	115	116	117	119	120	121	122	123	124	
1.1	125	127	128	129	130	131	132	133	135	136	
1.2	137	138	139	140	141	143	144	145	146	147	
1.3	148	149	150	152	153	154	155	156	157	158	
1.4	160	161	162	163	164	165	166	168	169	170	
1.5	171	172	173	174	176	177	178	179	180	181	
1.6	182	184	185	186	187	188	189	190	192	193	
1.7	194	195	196	197	198	200	201	202	203	204	
1.8	205	206	207	209	210	211	212	213	214	215	
1.9	217	218	219	220	221	222	223	225	226	272	
2.0											
2.1											

ただし RQ＝0.90, 男 37.0 cal/m²/時, 女 33.8 cal/m²/時（昭44栄審）

付表 7　ATPS → STPD への換算係数表

気　圧 (mmHg)

ガス温度 (°C)	745	746	747	748	749	750	751	752	753	754	755	756	757	758	759	760	761	762	763	764	765	766	767	768	769	770	771	772	773	774	775	776
0	974	976	977	978	980	981	982	984	985	986	988	989	990	991	993	994	995	997	998	999	1001	1002	1003	1004	1006	1007	1008	1010	1011	1012	1014	1015
1	970	972	973	974	976	977	978	980	981	982	984	985	986	987	989	990	991	993	994	995	996	998	999	1000	1002	1003	1004	1006	1007	1008	1010	1011
2	967	968	969	970	972	973	974	976	977	978	980	981	982	983	985	986	987	988	990	991	993	994	995	996	998	999	1000	1002	1003	1004	1006	1007
3	963	964	965	966	968	969	970	972	973	974	976	977	978	979	981	982	983	985	986	987	989	990	991	992	994	995	996	998	999	1000	1002	1003
4	959	960	961	962	964	965	966	968	969	970	972	973	974	975	977	978	979	981	982	983	985	986	987	988	990	991	992	994	995	996	998	999
5	955	956	957	958	960	961	962	964	965	966	968	969	970	971	973	974	975	977	978	979	981	982	983	984	986	987	988	990	991	992	994	995
6	951	952	953	954	956	957	958	960	961	962	964	965	966	967	969	970	971	973	974	975	977	978	979	980	982	983	984	986	987	988	990	991
7	947	948	949	950	952	953	954	956	957	958	960	961	962	963	965	966	967	969	970	971	973	974	975	976	978	979	980	982	983	984	986	987
8	943	944	945	946	948	949	950	952	953	954	956	957	958	959	961	962	963	965	966	967	969	970	971	972	974	975	976	978	979	980	982	983
9	939	940	941	942	944	945	946	948	949	950	952	953	954	955	957	958	959	961	962	963	965	966	967	968	970	971	972	974	975	976	978	979
10	935	936	937	938	940	941	942	944	945	946	948	949	950	951	953	954	955	957	958	959	961	962	963	964	966	967	968	969	971	972	973	974
11	931	932	933	934	936	937	938	940	941	942	944	945	946	947	949	950	951	952	954	955	956	957	958	960	961	962	963	964	966	967	968	967
12	927	928	929	930	932	933	934	936	937	938	940	941	942	943	945	946	947	948	950	951	952	953	954	956	957	958	959	960	962	963	964	965
13	923	924	925	926	928	929	930	931	933	934	935	936	937	939	940	941	942	943	945	946	947	948	949	951	952	953	954	955	957	958	959	960
14	919	920	921	922	924	925	926	927	929	930	931	932	933	935	936	937	938	939	941	942	943	944	945	947	948	949	950	951	953	954	955	956
15	914	915	916	918	919	920	921	922	924	925	926	927	928	930	931	932	933	934	936	937	938	939	940	942	943	944	945	946	948	949	950	951
16	910	911	912	914	915	916	917	918	920	921	922	923	924	926	927	928	929	930	932	933	934	935	936	938	939	940	941	942	944	945	946	947
17	905	906	907	909	910	911	912	913	915	916	917	918	919	921	922	923	923	925	927	928	929	930	931	933	934	935	937	937	939	940	941	938
18	901	902	903	905	906	907	908	909	911	912	913	914	915	917	918	919	920	921	922	924	925	926	927	929	930	931	932	933	935	936	937	938
19	896	897	898	900	901	902	903	904	906	907	908	909	910	912	913	914	915	916	918	919	920	921	922	924	925	926	927	928	930	931	932	933
20	892	893	894	896	897	898	899	900	902	903	904	905	906	908	909	910	911	912	914	915	916	917	918	920	921	922	923	924	926	927	928	929
21	887	888	889	891	892	893	894	895	897	898	899	900	901	903	904	905	906	907	909	910	911	912	913	915	916	917	918	919	921	922	923	924
22	883	884	885	887	888	889	890	891	893	894	895	896	897	899	900	901	902	903	905	906	907	908	909	911	912	913	914	915	917	918	919	920
23	878	879	880	882	883	884	885	886	888	889	890	891	892	894	895	896	897	898	900	901	902	903	904	906	907	908	909	910	912	913	914	915
24	874	875	876	878	879	880	881	882	884	885	886	887	888	890	891	892	893	894	896	897	898	899	900	902	903	904	905	906	908	909	910	911
25	869	870	871	873	874	875	876	877	879	880	881	882	884	885	886	887	888	889	891	892	893	894	895	897	898	899	900	901	903	904	905	906
26	865	866	867	869	870	871	872	873	875	876	877	878	879	881	882	883	884	885	887	888	889	890	891	893	894	895	896	897	899	900	901	902
27	860	861	862	864	865	866	867	868	870	871	872	873	874	876	877	878	879	880	882	883	884	885	886	888	889	890	891	892	894	895	896	897
28	855	856	857	859	860	861	862	863	865	866	867	868	869	871	872	873	874	875	877	878	879	880	881	883	884	885	886	887	889	890	891	892
29	850	851	852	854	855	856	857	858	860	861	862	863	864	866	867	868	869	870	872	873	874	875	876	878	879	880	881	882	884	885	886	887
30	845	846	847	849	850	851	852	853	855	856	857	858	859	861	862	863	864	865	867	868	869	870	871	873	874	875	876	877	879	880	881	882
31	840	841	842	844	845	846	847	848	850	851	852	853	854	856	857	858	859	860	862	863	864	865	866	868	869	870	871	872	874	875	876	877
32	835	836	837	839	840	841	842	843	845	846	847	848	849	851	852	853	854	855	857	858	859	860	861	863	864	865	866	867	869	870	871	872
33	830	831	832	834	835	836	837	838	840	841	842	843	844	846	847	848	849	850	852	853	854	855	856	858	859	860	861	862	864	865	866	867
34	825	826	827	829	830	831	832	833	835	836	837	838	839	841	842	843	844	845	847	848	849	850	851	853	854	855	856	857	859	860	861	862

(注) 974 は 0.974, 1001 は 1.001 と読む
(出典) 渋川侃二, 石井喜八, 浅見俊雄, 宮下充正編：体育学実験・演習概説. 大修館書店 (1979) を改変

世界医師会（WMA）
DECLARATION OF HELSINKI
ヘルシンキ宣言（1964年）（2000年 修正）
ヒトを対象とする医学研究の倫理的原則

A 序言

(1) 世界医師会は，ヒトを対象とする医学研究に関わる医師，その他の関係者に対する指針を示す倫理的原則として，ヘルシンキ宣言を発展させてきた．ヒトを対象とする医学研究には，個人を特定できるヒト由来の材料及び個人を特定できるデータの研究を含む．

(2) 人類の健康を向上させ，守ることは，医師の責務である．医師の知識と良心は，この責務達成のために捧げられる．

(3) 世界医師会のジュネーブ宣言は，「私の患者の健康を私の第一の関心事とする」ことを医師に義務づけ，また医の倫理の国際綱領は，「医師は患者の身体的及び精神的な状態を弱める影響をもつ可能性のある医療に際しては，患者の利益のためにのみ行動すべきである」と宣言している．

(4) 医学の進歩は，最終的にはヒトを対象とする試験に一部依存せざるを得ない研究に基づく．

(5) ヒトを対象とする医学研究においては，被験者の福利に対する配慮が科学的及び社会的利益よりも優先されなければならない．

(6) ヒトを対象とする医学研究の第一の目的は，予防，診断及び治療方法の改善並びに疾病原因及び病理の理解の向上にある．最善であると証明された予防，診断及び治療方法であっても，その有効性，効果，利用し易さ及び質に関する研究を通じて，絶えず再検証されなければならない．

(7) 現在行われている医療や医学研究においては，ほとんどの予防，診断及び治療方法に危険及び負担が伴う．

(8) 医学研究は，すべての人間に対する尊敬を深め，その健康及び権利を擁護する倫理基準に従わなければならない．弱い立場にあり，特別な保護を必要とする研究対象集団もある．経済的及び医学的に不利な立場の人々が有する特別のニーズを認識する必要がある．また，自ら同意することができないまたは拒否することができない人々，強制下で同意を求められるおそれのある人々，研究からは個人的に利益を得られない人々及びその研究が自分のケアと結びついている人々に対しても，特別な注意が必要である．

(9) 研究者は，適用される国際的規制はもとより，ヒトを対象とする研究に関する自国の倫理，法及び規制上の要請も知らなければならない．いかなる自国の倫理，法及び規制上の要請も，この宣言が示す被験者に対する保護を弱め，無視することが許されてはならない．

B すべての医学研究のための基本原則

(10) 被験者の生命，健康，プライバシー及び尊厳を守ることは，医学研究に携わる医師の責務である．

(11) ヒトを対象とする医学研究は，一般的に受け入れられた科学的原則に従い，科学的文献の十分な知識，他の関連した情報源及び十分な実験並びに適切な場合には動物実験に基づかなければならない．

(12) 環境に影響を及ぼすおそれのある研究を実施する際の取扱いには十分な配慮が必要であり，また研究に使用される動物の生活環境も配慮されなければならない．

(13) すべてヒトを対象とする実験手続の計画及び作業内容は，実験計画書の中に明示されていなければならない．この計画書は，考察，論評，助言及び適切な場合には承認を得るために，特別に指名された倫理審査委員会に提出されなければならない．この委員会は，研究者，スポンサー及びそれ以外の不適当な影響を及ぼすすべてのものから独立であることを要する．この独立した委員会は，研究が行われる国の法律及び規制に適合していなければならない．委員会は進行中の実験をモニターする権利を有する．研究者は委員会に対し，モニターの情報，特にすべての重篤な有害事象について情報を報告する義務がある．研究者は，資金提供，スポンサー，研究関連組織との関わり，その他起こり得る利害の衝突及び

被験者に対する報奨についても，審査のために委員会に報告しなければならない．

(14) 研究計画書は，必ず倫理的配慮に関する言明を含み，またこの宣言が言明する諸原則に従っていることを明示しなければならない．

(15) ヒトを対象とする医学研究は，科学的な資格のある人によって，臨床的に有能な医療担当者の監督下においてのみ行われなければならない．被験者に対する責任は，常に医学的に資格のある人に所在し，被験者が同意を与えた場合でも，決してその被験者にはない．

(16) ヒトを対象とするすべての医学研究プロジェクトは，被験者または第三者に対する予想し得る危険及び負担を，予見可能な利益と比較する注意深い評価が事前に行われていなければならない．このことは医学研究における健康なボランティアの参加を排除しない．すべての研究計画は一般に公開されていなければならない．

(17) 医師は，内在する危険が十分に評価され，しかもその危険を適切に管理できることが確信できない場合には，ヒトを対象とする医学研究に従事することを控えるべきである．医師は，利益よりも潜在する危険が高いと判断される場合，または有効かつ利益のある結果の決定的証拠が得られた場合には，すべての実験を中止しなければならない．

(18) ヒトを対象とする医学研究は，その目的の重要性が研究に伴う被験者の危険と負担にまさる場合にのみ行われるべきである．これは，被験者が健康なボランティアである場合は特に重要である．

(19) 医学研究は，研究が行われる対象集団が，その研究の結果から利益を得られる相当な可能性がある場合にのみ正当とされる．

(20) 被験者はボランティアであり，かつ十分説明を受けた上でその研究プロジェクトに参加するものであることを要する．

(21) 被験者の完全無欠性を守る権利は常に尊重されることを要する．被験者のプライバシー，患者情報の機密性に対する注意及び被験者の身体的，精神的完全無欠性及びその人格に関する研究の影響を最小限に留めるために，あらゆる予防手段が講じられなければならない．

(22) ヒトを対象とする研究はすべて，それぞれの被験予定者に対して，目的，方法，資金源，起こり得る利害の衝突，研究者の関連組織との関わり，研究に参加することにより期待される利益及び起こり得る危険並びに必然的に伴う不快な状態について十分な説明がなされなければならない．対象者はいつでも報復なしに，この研究への参加を取りやめ，または参加の同意を撤回する権利を有することを知らされなければならない．対象者がこの情報を理解したことを確認した上で，医師は対象者の自由意志によるインフォームド・コンセントを，望ましくは文書で得なければならない．文書による同意を得ることができない場合には，その同意は正式な文書に記録され，証人によって証明されることを要する．

(23) 医師は，研究プロジェクトに関してインフォームド・コンセントを得る場合には，被験者が医師に依存した関係にあるか否か，または強制の下に同意するおそれがあるか否かについて，特に注意を払わなければならない．もしそのようなことがある場合には，インフォームド・コンセントは，よく内容を知り，その研究に従事しておらず，かつそうした関係からまったく独立した医師によって取得されなければならない．

(24) 法的無能力者，身体的若しくは精神的に同意ができない者，または法的に無能力な未成年者を研究対象とするときには，研究者は適用法の下で法的な資格のある代理人からインフォームド・コンセントを取得することを要する．これらのグループは，研究がグループ全体の健康を増進させるのに必要であり，かつこの研究が法的能力者では代替して行うことが不可能である場合に限って，研究対象に含めることができる．

(25) 未成年者のように法的無能力であるとみられる被験者が，研究参加についての決定に賛意を表することができる場合には，研究者は，法的な資格のある代理人からの同意のほかさらに未成年者の賛意を得ることを要する．

(26) 代理人の同意または事前の同意を含めて，同意を得ることができない個人被験者を対象とした研究は，インフォームド・コンセントの取得を妨げる身体的/精神的状況がその対象集団の必然的な特徴であるとすれば，その場合に限って行わなければならない．実験計画書の中には，審査委員会の検討と

証人を得るために，インフォームド・コンセントを与えることができない状態にある被験者を対象にする明確な理由が述べられていなければならない．その計画書には，本人あるいは法的な資格のある代理人から，引き続き研究に参加する同意をできるだけ早く得ることが明示されていなければならない．

(27) 著者及び発行者は倫理的な義務を負っている．研究結果の刊行に際し，研究者は結果の正確さを保つよう義務づけられている．ネガティブな結果もポジティブな結果と同様に，刊行または他の方法で公表利用されなければならない．この刊行物中には，資金提供の財源，関連組織との関わり及び可能性のあるすべての利害関係の衝突が明示されていなければならない．この宣言が策定した原則に添わない実験報告書は，公刊のために受理されてはならない．

C メデイカル・ケアと結びついた医学研究のための追加原則

(28) 医師が医学研究をメディカル・ケアと結びつけることができるのは，その研究が予防，診断または治療上価値があり得るとして正当であるとされる範囲に限られる．医学研究がメディカル・ケアと結びつく場合には，被験者である患者を守るために更なる基準が適用される．

(29) 新しい方法の利益，危険，負担及び有効性は，現在最善とされている予防，診断及び治療方法と比較考慮されなければならない．ただし，証明された予防，診断及び治療方法が存在しない場合の研究において，プラシーボまたは治療しないことの選択を排除するものではない．

(30) 研究終了後，研究に参加したすべての患者は，その研究によって最善と証明された予防，診断及び治療方法を利用できることが保証されなければならない．

(31) 医師はケアのどの部分が研究に関連しているかを患者に十分説明しなければならない．患者の研究参加の拒否が患者と医師の関係を断じて妨げるべきではない．

(32) 患者治療の際に，証明された予防，診断及び治療方法が存在しないときまたは効果がないとされているときに，その患者からインフォームド・コンセントを得た医師は，まだ証明されていないまたは新しい予防，診断及び治療方法が，生命を救い，健康を回復し，あるいは苦痛を緩和する望みがあると判断した場合には，それらの方法を利用する自由があるというべきである．可能であれば，これらの方法は，その安全性と有効性を評価するために計画された研究の対象とされるべきである．すべての例において，新しい情報は記録され，または適切な場合には，刊行されなければならない．この宣言の他の関連するガイドラインは，この項においても遵守されなければならない．

（日本医師会　訳）

研究機関等における動物実験等の実施に関する基本指針

(平成18年6月，文部科学省告示第71号)

前文

　地球上の生物の生命活動を科学的に理解することは，人類の福祉，環境の保全と再生などの多くの課題の解決にとって極めて重要であり，動物実験等はそのために必要な，やむを得ない手段であるが，動物愛護の観点から，適正に行われなければならない．

　このため，研究機関等においては，従前から「大学等における動物実験について（昭和62年5月25日文部省学術国際局長通知）」等に基づき，動物実験委員会を設けるなどして，動物実験指針の整備及びその適正な運用に努めてきたところであるが，今後も生命科学の進展，医療技術等の開発等に資するため，動物実験等が実施されていくものと考えられる．

　一方，平成17年6月に動物の愛護及び管理に関する法律の一部を改正する法律（平成17年法律第68号）が公布され，動物実験等に関する理念であるいわゆる3Rのうち，Refinement（科学上の利用に必要な限度において，できる限り動物に苦痛を与えない方法によってしなければならないことをいう．）に関する規定に加え，Replacement（科学上の利用の目的を達することができる範囲において，できる限り動物を供する方法に代わり得るものを利用することをいう．）及びReduction（科学上の利用の目的を達することができる範囲において，できる限りその利用に供される動物の数を少なくすることをいう．）に関する規定が盛り込まれた．

　このような動物実験等を取り巻く環境の変化を受け，研究機関等においては，科学上の必要性のみならず，動物の愛護及び管理に関する法律（昭和48年法律第105号，以下「法」という．）及び実験動物の飼養及び保管並びに苦痛の軽減に関する基準（平成18年環境省告示第88号，以下「飼養保管基準」という．）の規定も踏まえ，科学的観点と動物の愛護の観点から，動物実験等を適正に実施することがより重要である．

　このような現状を踏まえ，動物実験等の適正な実施に資するため，研究機関等における動物実験等の実施に関する基本指針（以下「基本指針」という．）を定める．

第1　定　義

　この基本指針において，次の各号に掲げる用語の意義は，それぞれ当該各号に定めるところによる．

(1) 動物実験等　動物を教育，試験研究又は生物学的製剤の製造の用その他の科学上の利用に供することをいう．

(2) 実験動物　動物実験等のため，研究機関等における施設で飼養し，又は保管している哺乳類，鳥類及び爬虫類に属する動物をいう．

(3) 研究機関等　次に掲げる機関であって，科学技術に関する試験，研究若しくは開発又は学術研究を実施するものをいう．

　①大学
　②大学共同利用機関法人
　③高等専門学校
　④文部科学省の施設等機関
　⑤独立行政法人（文部科学省が所管するものに限り，独立行政法人国立高等専門学校機構を除く．）
　⑥民法（明治29年法律第89号）第34条の規定により設立された法人（文部科学省が所管するものに限る．）

(4) 動物実験計画　動物実験等の実施に関する計画をいう．

(5) 動物実験実施者　動物実験等を実施する者をいう．

(6) 動物実験責任者　動物実験実施者のうち，動物実験の実施に関する業務を統括する者をいう．

第2　研究機関等の長の責務

1　研究機関等の長の責務

　研究機関等の長は，研究機関等における動物実験等の実施に関する最終的な責任を有し，動物実験委員会の設置，2に規定する機関内規程の策定，

動物実験計画の承認，動物実験計画の実施の結果の把握その他動物実験等の適正な実施のために必要な措置を講じること．
2　機関内規程の策定

研究機関等の長は，法，飼養保管基準，基本方針その他の動物実験等に関する法令（告示を含む．以下同じ．）の規定を踏まえ，動物実験施設の整備及び管理の方法並びに動物実験等の具体的な実施方法等を定めた規程（以下「機関内規程」という．）を策定すること．
3　動物実験計画の承認

研究機関等の長は，動物実験等の開始前に動物実験責任者に動物実験計画を申請させ，その動物実験計画について動物実験委員会の審査を経てその申請を承認し，又は却下すること．
4　動物実験計画の実施の結果の把握

研究機関等の長は，動物実験等の終了の後，動物実験計画の実施の結果について報告を受け，必要に応じ適正な動物実験等の実施のための改善措置を講ずること．

第3　動物実験委員会
1　動物実験委員会の設置

研究機関等の長は，動物実験委員会を設置すること．
2　動物実験委員会の役割

動物実験委員会は，次に掲げる業務を実施すること．
① 研究機関等の長の諮問を受け，動物実験責任者が申請した動物実験計画が動物実験等に関する法令及び機関内規程に適合しているかどうかの審査を実施し，その結果を研究機関等の長に報告すること．
② 動物実験計画の実施の結果について，研究機関等の長より報告を受け，必要に応じ助言を行うこと．

3　動物実験委員会の構成

動物実験委員会は，研究機関等の長が次に掲げる者から任命した委員により構成することとし，その役割を十分に果たすのに適切なものとなるよう配慮すること．

① 動物実験等に関して優れた識見を有する者
② 実験動物に関して優れた識見を有する者
③ その他学識経験を有する者

第4　動物実験等の実施
1　科学的合理性の確保

動物実験責任者は，動物実験等により取得されるデータの信頼性を確保する等の観点から，次に掲げる事項を踏まえて動物実験計画を立案し，動物実験等を適正に実施すること．
(1) 適正な動物実験等の方法の選択

次に掲げる事項を踏まえ，適正な動物実験等の方法を選択して実施すること．
① 代替法の利用

動物実験等の実施に当たっては，科学上の利用の目的を達することができる範囲において，できる限り実験動物を供する方法に代わり得るものを利用すること等により実験動物を適切に利用することに配慮すること．
② 実験動物の選択

動物実験等の実施に当たっては，科学上の利用の目的を達することができる範囲において，できる限りその利用に供される実験動物の数を少なくすること等により実験動物を適切に利用することに配慮すること．この場合において，動物実験等の目的に適した実験動物種の選定，動物実験成績の精度及び再現性を左右する実験動物の数，遺伝学的及び微生物学的品質並びに飼養条件を考慮する必要があること．
③ 苦痛の軽減

動物実験等の実施に当たっては，法及び飼養保管基準を踏まえ，科学上の利用に必要な限度において，できる限りその実験動物に苦痛を与えない方法によってすること．
(2) 動物実験等の施設及び設備

適切に維持管理された施設及び設備を用いて実施すること．

2　安全管理に特に注意を払う必要がある動物実験等

研究機関等の長は，安全管理に特に注意を払う必要がある動物実験等を実施する際には，次に掲

げる事項に配慮すること．
① 物理的，化学的な材料若しくは病原体を取り扱う動物実験等又は人の安全若しくは健康若しくは周辺環境に影響を及ぼす可能性のある動物実験等を実施する際には，研究機関等における施設及び設備の状況を踏まえつつ，動物実験実施者の安全の確保及び健康保持について特に注意を払うこと．
② 飼育環境の汚染により実験動物が傷害を受けることのないよう施設及び設備を保持するとともに，必要に応じ，検疫を実施するなどして，実験動物の健康保持に配慮すること．
③ 遺伝子組換え動物を用いる動物実験等，生態系に影響を及ぼす可能性のある動物実験等を実施する際には，研究機関等における施設及び設備の状況を踏まえつつ，遺伝子組換え動物の逸走防止等に関して特に注意を払うこと．

第5 実験動物の飼養及び保管
　動物実験等を実施する際の実験動物の飼養及び保管は，法及び飼養保管基準を踏まえ，科学的観点及び動物の愛護の観点から適切に実施すること．

第6 その他
1 教育訓練等の実施
　研究機関等の長は，動物実験実施者及び実験動物の飼養又は保管に従事する者（以下「動物実験実施者等」という．）に対し，動物実験等の実施並びに実験動物の飼養及び保管を適切に実施するために必要な基礎知識の修得を目的とした教育訓練の実施その他動物実験実施者等の資質向上を図るために必要な措置を講じること．
2 基本指針への適合性に関する自己点検・評価及び検証
　研究機関等の長は，動物実験等の実施に関する透明性を確保するため，定期的に，研究機関等における動物実験等の基本指針への適合性に関し，自ら点検及び評価を実施するとともに，当該点検及び評価の結果について，当該研究機関等以外の者による検証を実施することに努めること．
3 情報公開
　研究機関等の長は，研究機関等における動物実験等に関する情報（例：機関内規程，動物実験等に関する点検及び評価，当該研究機関等以外の者による検証の結果，実験動物の飼養及び保管の状況等）を，毎年1回程度，インターネットの利用，年報の配付その他の適切な方法により公表すること．

索　引

【ア行】

RNA　40
　　——の分離・定量　40
R_f 値　5
　　アミノ酸の——　14
　　糖類の——　5
RQ　124
アクロレイン反応　18
アセチルアセトン比色法　89
アセト酢酸の検出　108
アセトン体　108
アセトンの検出　108
アデニン　40
アミノ基転移酵素　94
アミノ酸　8
　　——の R_f 値　14
　　——の一般構造　9
　　——のペーパークロマトグラフィー　13
アミラーゼ　53
アルカリホスファターゼ　49
アルブミン　91
　　——濃度　92
　　——の測定　91
　　——の分離　16
アルブミン・グロブリン比　91
　　——の測定　91
ウイスター系　61
ウイスター・今道系　61
Webster 法　34
ウサギ　60
ウラシル　40
ウリノメーター　100
ウロビリノーゲン　109
栄養指数　131
栄養実験　60
A/G　91
エーテル麻酔法　66
エールリッヒのアルデヒド反応　109
エステラーゼ　56
exopeptidase　54
S.D.系　61
HDL コレステロール　88
NAD　113, 115
N.P.R.　72
エネルギー消費量　122, 125
エネルギー必要量　120〜122
エネルギー代謝　120
F.E.(値)　72, 73
FAD　28, 30, 115
FMN　28, 30
F 分布表　74, 139

【カ行】

M.C.H.　82
M.C.V.　80, 82
LDL コレステロール　88
endopeptidase　54
塩類混合組成　63
オサゾン試験　4
オルシノール反応　3
オルトトルイジン・ホウ酸法　84
オルトフタルアルデヒド法　86

Karmen 単位　95, 96
Karmen 法　95
解剖方法　67
核酸　40
カゼインの等電点沈殿　14
ガラクトース血症　111
カリウム　33
　　——の測定法　33
カルシウム　34
　　——の測定　38
　　——の定量　34
簡易時間調査　129
還元型ビタミンC　31
還元性二糖類　3
緩衝液　44〜46
緩衝作用　44, 46
眼静脈採血法　66
間接測定法　122
危険率　74
キサントプロテイン反応　11
基質濃度　47, 49
キシロースの吸収　58
基礎代謝　120
基礎代謝基準値　120
基礎代謝量　120, 121
キモトリプシン　55
凝固防止剤　66
強制摂取法　65
グアニン　40
クマネズミ　60
クリアランス　110
グリコーゲン　5
グループ間変動　74
グループ内変動　74
Glutamic oxaloacetic transaminase　94
Glutamic pyruvic transaminase　95
グルタミン酸・オキザロ酢酸トランスアミナーゼ　94

グルタミン酸・ピルビン酸トランスアミナーゼ　94
クレアチニン　104
　　——・クリアランス　109
　　——係数　105
　　——の定量　104
クレアチン　104
クレアチンリン酸　104
クレチン症　112
グロブリン　91
　　——の分離　16
グロブリン濃度　92
クロラニール酸沈殿法　34
蛍光測定　30
頸静脈採血法　66
K_m 値　48, 49, 51
血圧の測定　133
血液学的指数の算出　82
血液型　82
血液型判定用血清　83
血液比重　75
　　——の測定法　76
血球計算板　77
血球数の測定　77
血球容積　80
　　——値　80
血算板　78
血漿脂質　86
血漿タンパク質　75, 105
血漿の分離　66
血清タンパク質　93
血清トランスアミナーゼ　94
血清の分離　66
血糖値の測定　84
ケトレー指数　131
ケルダール法　71
ゲルハルト法　108
原子吸光法　38
構成脂質の検索　22
酵素　44
酵素活性　46, 47, 50
酵素基質複合体　48
酵素作用の一般的性質　45
酵素法　84, 86, 87, 89
酵素量　47
呼気ガス分析方法　123
呼気採集　123
呼気量の測定　123
呼吸商　124
呼吸数　135
ゴモリー法　35
コレステロール測定　86, 88

【サ 行】

採血方法　66
最大速度 V_{max}　47, 48
最適温度　46
最適飼料　64
最適pH　46
採尿　99
ザック・ヘンリー法　86
ザーリー法　81
ザルコウスキー反応　19
シアンメトヘモグロビン法　80
GOT　94
飼育環境　61, 62
飼育管理方法　62
飼育ケージ　62
飼育方法　62
GPT　94, 95
紫外部吸収法　40
紫外部測定法　95
試験紙法　105, 107
脂　質　18, 70, 86, 136
　――の定性反応　18
実験値の検定法　73
至適温度　46, 51
至適pH　46, 50
シトシン　40
ジニトロフェニルヒドラジン発色　95
煮沸試験　106
自由摂取法　65
消火器系統図　68
消化吸収率実験　60
消化吸収率　70
　　真の――　70
　　見かけの――　70
消費エネルギー　122
正味タンパク質率　72
食物繊維　137
飼料効率　72, 73
飼料の与え方　65
飼料の栄養評価　69
飼料の調製　63
白ネズミ　60
　――の解剖　65
　――の胸腹部内臓解剖図　67
　――の飼育用の飼料　63
　――の雌雄泌尿・生殖器系統図　69
　――の成長曲線　61
人工異常尿　105
人工消化試験　56
人工消化率　56
心臓採血法　66
身体活動レベル　121
身　長　131

真の消化吸収率　70
出納試験　60, 62, 69
数理統計学的　73
スカトール反応　3
スプラウ・ドウリー系　61
スルホサリチル酸法　106
生活時間調査　125～129
生活時間調査表　128
制限摂取法　65
精製飼料組成　65
成長実験　60
生物価の測定　71
生理的タンパク尿　105
赤血球　75, 77
赤血球数　79
　　――の算定方法　79
赤血球用希釈液　77
赤血球用メランジュール　77
セリバノフ反応　3
先天性代謝異常　111
総コレステロール　86
総脂質の薄層クロマトグラフィー　20
総タンパク質　91, 92
　　――の定量　91
ソモギー・ネルソン法　6, 84

【タ 行】

体温の測定　134
大黒ネズミ　59
体脂肪率　132
　　――判定基準　132
代謝ケージ　62
代謝実験　60, 62
体　重　130
体重測定の方法　62
体内保留率　71
ダグラスバッグ法　122, 123, 125
多尿症　100
単純タンパク質の溶解性　16
炭水化物　137
単糖類　4
　　――の R_f 値　5
　　――のペーパークロマトグラフィー　4
タンパク誤差反応　105
タンパク質　8, 136
　　血漿――　75, 105
　　正味――率　72
　　――のアルコールによる沈殿　9
　　――の凝固沈殿反応　9
　　――の重金属による沈殿　9
　　――の中性塩による沈殿　10
　　――の呈色反応　9, 10
　　――の定性反応　9, 10

　　――の電気泳動　92
　　――の熱による凝固　9
　　――の分離・定量　14
　　――の有機試薬による沈殿　10
タンパク質効率　72
　　――の測定　72
タンパク尿　105, 106
チアミンピロホスフェート　24
チオクローム蛍光法　24
窒素出納実験　64, 71
窒素利用率　71
チミン　40
直接測定法　122
DNA　42
　　――の分離・定量　40
DNP発色　95
DNP比色法　95
TPP　25
デオキシリボ核酸　40
鉄　34
鉄の定量　36
電気泳動法　92
電子伝達系　115
糖　質　1, 84
糖質の定性反応　1
等電点　14, 93
糖　尿　107
同　腹　61
動物実験　60
糖類の R_f 値　5
毒性実験　60
と殺方法　65
トランスアミナーゼ　94
トリグリセライド　89
トリプシン　55
ドンリュウ系　61

【ナ 行】

内因性窒素　70
ナトリウム　33
　　――の測定法　33
二糖類の R_f 値　5
二糖類のペーパークロマトグラフィー　4
尿　99
　　――の混濁　100
　　――の色調　100
　　――の生成　99
　　――の比重　100
　　――のpH　100
　　――の保存　99
尿　酸　101
尿　素　102
　　――の測定　102
尿タンパク　105

尿中ビタミンC排泄量の測定　116
尿　糖　106
尿比重計　100
尿　量　100
ニーランダー法　107
ニンヒドリン反応　12
ネンブタール腹腔内注射　66

【ハ　行】

ハーバー　63
ハーバー混合塩　63
バーフォード反応　3
肺活量の測定　135
薄層クロマトグラフィー　20
　　——用プレートの作成　22
バソフェナントロリン間接法　36
白血球　75, 79
白血球数　79
白血球用のメランジュール　79
発色剤　4
BMI　131
P.E.R.　72
pH　44
pH測定試験紙　101
光分解　29
尾静脈採血法　66
ビタミン　22, 137
　　——Eの定性　24
　　——Aの定性　22
　　——混合製剤　64
　　——混合組成　64
　　——Cの定量　31
　　——Cの負荷試験　116
　　——Dの定性　23
　　——B_1の定性および定量　24
　　——B_2の定性および定量　28
ヒドラジン比色法　116
皮脂厚　132
肥満の判定基準　131
ビュレット反応　10, 17
標準飼料　64
病的タンパク尿　105
ピリドキサールリン酸　94

ピリミジン塩基　40
フィッシャー系　61
フィッシャーの分析法　73
フェーリング反応　2
フェニルアラニン　111
フェニルケトン体　111
フェニルケトン尿症　111
フェニルヒドラジンの生成　118
Folch法　20
不けん化物の定性反応　19
物質の同定　5
プリン塩基　40
ブローカ指数　131
プロテアーゼ　54
プロテナーゼ　54
分散比　73, 74
分散分析　73
　　——の検定法　73
　　——の手順　74
分散分析表　74
分散分析法　73
糞窒素排泄量　64
平均血球血色素量　82
平均血球容積　80, 82
平均値の差の検定　73
並行摂取法　65
β-リポタンパク質　88
ベネディクト法　107
ペーパークロマトグラフィー　4
ヘパリン・マンガン結合沈殿法　88
ペプシノーゲン　55
ペプシン　46, 55, 56
ペプシン活性　55
ペプチダーゼ　54
ペプチド結合　9
ヘマトクリット値　75, 80
　　——の測定　80
ヘモグロビン　80
　　——の測定　80
ヘモグロビン濃度　74
ヘモグロビン（Hb）量　81, 82
ヘラーの試験　12
乏尿症　95

補酵素型B_2の分離　31
ホープキンス・コーレ反応　14

【マ　行】

マウス　59
マグネシウムの測定　38, 39
麻　酔　65～67
マッカラム混合塩　63
ミカエリス定数　48, 49
味覚閾値の測定　133
見かけの消化率　70
ミネラル　137
脈拍数の測定　135
ミロン反応　11
無機質　33
無機リン　36
　　——の測定法　35
無尿症　100
ムレキシド試験　101
メランジュール　77
モノグラム　75, 77
モーリッシュ反応　1
モルモット　60

【ヤ　行】

有意差　73, 74

【ラ　行】

Lineweaver-Burkの逆数プロット　49, 51
ラット　60
リパーゼ　56
リーベルマン・バッハード反応　19
リボ核酸　40
リポタンパク質の分離　88
硫化鉛反応　12
硫酸銅基準原液の調製　76
リン　34
臨床検査　75
レーガル法　108
Lowry法　17
ローレル指数　131

著者一覧（五十音順、所属は第4版第1刷刊行時）

阿左美章治	東京聖栄大学教授
池田涼子	仁愛女子短期大学講師
佐藤七枝	聖徳大学短期大学部助教授
台蔵昌子	服部栄養専門学校教授
谷　政八	仁愛女子短期大学教授
武藤政美	明和学園短期大学教授

生理・生化学実験〔第四版〕

2007年2月10日　第4版第1刷
2012年9月10日　第4版第2刷
2021年9月10日　第4版第3刷

発行者　　上條　宰
印刷・製本　モリモト印刷

発行所　株式会社　地人書館
〒162-0835　東京都新宿区中町15番地
電話　　03−3235−4422
FAX　　03−3235−8984
郵便振替　00160−6−1532
URL http://www.chijinshokan.co.jp
E-mail chijinshokan@nifty.com

©2007　　　　　　　　　　　　　Printed in Japan
ISBN978-4-8052-0785-7 C3077

JCOPY〈出版者著作権管理機構　委託出版物〉
本書の無断複製は、著作権法上での例外を除き禁じられています。複製される場合は、そのつど事前に、出版者著作権管理機構（電話 03-5244-5088、FAX 03-5244-5089、e-mail: info@jcopy.or.jp）の許諾を得てください。